以心血管疾病风险管理为中心的
糖尿病综合管理

国家心血管病中心◎组织编写

李 静◎主编

编写委员会

主 编 李 静
副主编 陈燕燕 郭远林
编 者（按姓氏笔画排序）
于 淼 北京协和医院
王鲁雁 北京大学人民医院
朱 平 中国人民解放军总医院第二医学中心
朱大龙 南京鼓楼医院
任 倩 北京大学人民医院
许樟荣 战略支援部队特色医学中心
孙宁玲 北京大学人民医院
纪立农 北京大学人民医院
李 静 国家心血管病中心 中国医学科学院阜外医院
李小鹰 中国人民解放军总医院第二医学中心
李肖珏 国家心血管病中心 中国医学科学院阜外医院
谷伟军 中国人民解放军总医院第一医学中心
张 健 国家心血管病中心 中国医学科学院阜外医院
陆菊明 中国人民解放军总医院第一医学中心
陈燕燕 国家心血管病中心 中国医学科学院阜外医院
周姝含 国家心血管病中心 中国医学科学院阜外医院
贾伟平 上海市第六人民医院
顾 楠 北京大学第一医院
郭立新 北京医院
郭远林 国家心血管病中心 中国医学科学院阜外医院
郭晓蕙 北京大学第一医院
蔡 淳 上海市第六人民医院

人民卫生出版社
·北京·

图书在版编目（CIP）数据

以心血管疾病风险管理为中心的糖尿病综合管理 /
国家心血管病中心组织编写；李静主编. —北京：人
民卫生出版社，2023.1
ISBN 978-7-117-34245-2

Ⅰ.①以… Ⅱ.①国… ②李… Ⅲ.①糖尿病－并发
症－心脏血管疾病－诊疗 Ⅳ.①R587.2②R54

中国版本图书馆 CIP 数据核字（2022）第 241710 号

以心血管疾病风险管理为中心的糖尿病综合管理
yi Xinxueguan Jibing Fengxian Guanli wei
Zhongxin de Tangniaobing Zonghe Guanli

主　　编　李静
出版发行　**人民卫生出版社**（中继线 010-59780011）
地　　址　北京市朝阳区潘家园南里 19 号
邮　　编　100021
E － mail　pmph @ pmph.com
购书热线　010-59787592　010-59787584　010-65264830
印　　刷　廊坊一二〇六印刷厂
经　　销　新华书店
开　　本　710×1000　1/16　印张：8
字　　数　135 千字
版　　次　2023 年 1 月第 1 版
印　　次　2023 年 2 月第 1 次印刷
标准书号　ISBN 978-7-117-34245-2
定　　价　40.00 元

打击盗版举报电话　010-59787491　　E－mail　WQ @ pmph.com
质量问题联系电话　010-59787234　　E－mail　zhiliang @ pmph.com
数字融合服务电话　4001118166　　　E－mail　zengzhi @ pmph.com

序

　　人类认识糖尿病已经有数千年的历史。公元前 1 500 年前后古埃及就有关于"体重快速下降和频繁小便"的记载。我国最早的医学典籍《黄帝内经》中也有关于"消渴"的记载。

　　然而，人类真正有效治疗糖尿病不过刚刚一个世纪。1921 年，加拿大外科医生弗雷德思克·班延在糖代谢领域的权威专家约翰·麦克劳德教授的资助下，和他的学生贝斯特首次从狗的胰腺中提取了胰岛素。1922 年 1 月，胰岛素开始用于临床治疗，挽救和延长了无数糖尿病患者的生命。1923 年，班延和麦克劳德因发现胰岛素，共同获得了当年的诺贝尔生理学或医学奖。当时年仅 32 岁的班延也成为历史上最年轻的诺贝尔生理学或医学奖得主。我国科学家也在糖尿病治疗中做出了历史性的突破。1965 年 9 月 17 日，世界上第一个人工合成的蛋白质——牛胰岛素在中国诞生。

　　1956 年，德国科学家成功合成了第一个口服降糖药——甲苯磺丁脲，这是从磺胺类抗生素衍生出来的磺脲类降糖药物。之后，双胍类、α- 葡萄糖苷酶抑制剂、胰岛素增效剂、胰高血糖素样肽 -1 受体激动剂，钠 - 葡萄糖耦联转运体 2 抑制剂等口服降糖药相继问世，极大改善了糖尿病的治疗。

　　除了降糖药物的研发，糖尿病治疗理念的发展也为改善患者预后做出了重要贡献。二十世纪七八十年代，研究证实了强化降糖治疗能够降低糖尿病患者的微血管并发症风险，确立了以"降低血糖"为中心的治疗策略。然而，后续研究显示，比"降低血糖"更重要的是"改善心血管结局"。心血管疾病是糖尿病患者最主要的合并症和死亡原因。近年来,大量研究证明新型口服降糖药在保护心血管方面有非常出色的表现,为糖尿病的治疗开启了新篇章。

很高兴看到这本《以心血管疾病风险管理为中心的糖尿病综合管理》的问世。相信这本书适用非常广泛,无论是对年轻的医学生、住院医生还是高年资医生,甚至是经验丰富的老专家;无论是对最直接诊治糖尿病患者的内分泌医生、综合内科医生,还是会接触到大量糖尿病患者的其他专科或全科医生;无论是诊疗水平相对高的二三级医院,还是应承担慢性病防治主体任务的基层医疗卫生机构,这本书都有帮助。希望广大医务人员更好地参与糖尿病的临床诊疗和健康宣教,为我国的重大慢性病管理贡献宝贵的力量。

国家心血管病中心主任,中国医学科学院阜外医院院长

2022 年 11 月 14 日

前言

随着社会经济发展、居民生活方式改变，尤其是人口老龄化及城镇化进程加快，我国糖尿病患病率呈现快速上升趋势。心血管疾病是糖尿病的主要并发症，两者的共病关系是影响糖尿病患者预后的主要因素。因此，国内外临床诊疗指南均将降低心血管疾病风险的综合管理作为糖尿病治疗的核心。

本书基于国内外最新指南及循证医学证据，用简洁易懂的语言，深入浅出地阐述了糖尿病与心血管疾病流行病学关系；糖尿病分型及并发症；糖尿病合并心血管危险因素（生活方式干预、血糖、血压、血脂、血栓）管理等内容；并对心血管疾病合并糖尿病患者临床诊治的国际最新进展进行了介绍，着重介绍了糖尿病合并心血管疾病的用药及规范管理。

相信本书能够帮助内分泌科医生、心血管专科医生、全科医生、规培医生，以及广大基层医疗卫生机构的医务人员，在日常工作中做好糖尿病患者的长期诊疗管理。

编者

2022 年 12 月

目录

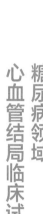

第四章

糖尿病领域

心血管结局临床试验

第一章

糖尿病与心血管疾病流行病学

一、糖尿病患病率

随着社会经济水平的提高和居民生活方式的变化，糖尿病在世界各地普遍流行，其发病率和患病率均呈现逐年上升趋势。国际糖尿病联盟（International Diabetes Federation，IDF）发布的《2021 全球糖尿病地图（第 10 版）》显示，2021 年全球约有 5.37 亿成人患糖尿病，平均每 10 个成年人中就有 1 人患有糖尿病。全球糖尿病患者数量仍将持续增长，预计糖尿病患者在 2030 年将达 6.43 亿，至 2045 年将突破 7 亿。

近年来，我国成人糖尿病患者数量显著上升，已成为世界上糖尿病患者最多的国家。2013 年，我国一项 31 个省（自治区、直辖市）170 287 名成年人的流行病学调查显示，我国成年人糖尿病的标化患病率为 10.9%，其中男性患病率为 11.7%，女性患病率为 10.2%。糖尿病前期的患病率为 35.7%。糖尿病的患病率随年龄增长而增长，< 40 岁、40 ~ 59 岁、60 岁及以上年龄组的患病率分别为 5.9%、12.9%、20.2%。此外，城市居民、经济发达地区、超重和肥胖人群的糖尿病患病率也较高。但是我国糖尿病患者管理现状仍不理想。18 岁及以上糖尿病患者的知晓率为 36.5%，治疗率为 32.2%，治疗控制率为 49.2%；尤其是年轻人、男性和农村居民的知晓率和治疗率更低。

二、糖尿病与心血管疾病共患情况及关联关系

糖尿病是心血管疾病的主要危险因素。糖尿病患者的心血管疾病主要包括冠心病、脑血管疾病、周围血管疾病和心力衰竭。心血管疾病是糖尿病的主要并发症，约一半的糖尿病患者死于心血管疾病。中国慢性病前瞻性研究显示，糖尿病患者与无糖尿病者相比，心血管死亡风险增加一倍以上。在年轻人和女性中，因糖尿病而增加的心血管疾病死亡风险更为显著。此外，我国糖尿病患者的心血管疾病风险地域和城乡存在统计学差异。东北地区最高，华北地区次之，东北地区糖尿病患者的心脑血管疾病风险是西南地区的 2.5 倍。尽管城市地区糖尿病患病率更高，农村地区因糖尿病导致的额外死亡率高于城市地区。

2020 年的研究数据显示，全球心血管疾病人数总体呈上升趋势。1990 年，全球心血管疾病人数为 2.71 亿，死亡人数为 1 210 万；到 2019 年心血管疾病人数增加了 93%，高达 5.23 亿，死亡人数为 1 860 万，增加了 54%。

EUROASPIRE IV 研究显示，冠心病患者中 27% 既往被诊断为糖尿病，对尚未被诊断为糖尿病的患者进行统一筛查，发现其中 29% 实际也已罹患糖尿病。中国心血管疾病人群中合并糖尿病的患者比例约 30% ~ 50%。心血管疾病和糖尿病的共病关系是导致患者预后不良的因素，糖尿病可使心血管疾病死亡风险增加 2.67 倍。2018 年，我国一项研究从 150 家医院纳入了 63 450 例急性冠脉综合征（acute coronary syndrome，ACS）患者，其中合并糖尿病的比例为 37.6%，女性合并糖尿病的比例（45.0%）高于男性（35.2%）。年龄 < 45 岁的 ACS 患者中，合并糖尿病的比例也达到 26.9%。此外，合并糖尿病的 ACS 患者，与不合并糖尿病的患者相比，住院结局更差，全因死亡率翻了一番，心脑血管事件发生率升高 50%。糖尿病和心力衰竭并存的情况也很常见，且彼此增加疾病风险。国外多项研究显示，一般人群中心力衰竭患者约 10% ~ 30% 合并糖尿病，北美、欧洲的心力衰竭住院患者中，约 40% ~ 45% 合并糖尿病。中国心力衰竭登记研究（China-HF）共纳入 132 家医院 13 687 名心力衰竭患者，其中 21% 的患者合并糖尿病。缺血性脑卒中也是糖尿病患者常见的大血管并发症之一。流行病学数据显示，糖尿病患者的缺血性脑卒中患病率为非糖尿病人群的 2 ~ 3 倍；在我国缺血性脑卒中住院患者中，糖尿病患病率高达 45% 以上。糖尿病是缺血性脑卒中患者发生死亡等不良预后的独立危险因素，缺血性脑卒中合并糖尿病患者的脑卒中再发风险也显著高于非糖尿病患者。

（李　静　陈燕燕）

参考文献

[1] International Diabetes Federation. IDF Diabetes Atlas[M]. 10th ed. Brussels: International Diabetes Federation, 2021.

[2] WANG L, GAO P, ZHANG M, et al. Prevalence and ethnic pattern of diabetes and prediabetes in China in 2013[J]. JAMA, 2017, 317(24): 2515-2523.

[3] LYU Y, LUO Y, LI C, et al. Regional differences in the prevalence of coronary heart disease and stroke in patients with type 2 diabetes in China[J]. Journal of Clinical Endocrinology & Metabolism, 2018, 103(9): 3319-3330.

[4] BRAGG F, HOLMES M V, IONA A , et al. Association between diabetes and cause-specific mortality in rural and urban areas of China[J]. JAMA, 2017, 317(3): 280-289.

[5] ROTH G A, MENSAH G A, JOHNSON C O, et al. Global Burden of Cardiovascular Diseases and Risk Factors, 1990-2019: Update From the GBD 2019 Study[J]. Journal of the American College of Cardiology, 2020，76(25): 2982-3021.

[6] GYBERG V, DE BACQUER D, KOTSEVA K, et al. Screening for dysglycaemia in patients with coronary artery disease as reflected by fasting glucose, oral glucose tolerance test, and HbA1c: a report from EUROASPIRE IV--a survey from the European Society of Cardiology[J]. European Heart Journal, 2015，36(19): 1171-1177.

[7] BRAGG F, LI L, YANG L, et al. Risks and Population Burden of Cardiovascular Diseases Associated with Diabetes in China: A Prospective Study of 0.5 Million Adults[J]. PLoS Med, 2016, 13(7): e1002026.

[8] ZHOU M, LIU J, HAO Y, et al. Prevalence and in-hospital outcomes of diabetes among patients with acute coronary syndrome in China: findings from the improving care for cardiovascular disease in China-acute coronary syndrome project[J]. Cardiovasc Diabetol, 2018, 17(1): 147.

[9] SEFEROVIĆ P M, PETRIE M C, FILIPPATOS G S, et al. Type 2 diabetes mellitus and heart failure: a position statement from the Heart Failure Association of the European Society of Cardiology[J]. Eur J Heart Fail, 2018, 20(5): 853-872.

[10] ZHANG Y, ZHANG J, BUTLER J, et al. Contemporary Epidemiology, Management, and Outcomes of Patients Hospitalized for Heart Failure in China: Results From the China Heart Failure (China-HF) Registry[J]. Journal of Cardiac Failure, 2017, 23(12): 868-875.

[11] SARWAR N, GAO P, SESHASAI S R, et al. Diabetes mellitus, fasting blood glucose concentration, and risk of vascular disease: A collaborative meta-analysis of 102 prospective studies[J]. Lancet, 2010, 375: 2215-2222.

[12] 中华医学会神经病学分会，中华医学会神经病学分会脑血管病学组. 中国缺血性脑卒中和短暂性脑缺血发作二级预防指南 2014[J]. 中华神经科杂志, 2015, 48(4): 258-273.

[13] KREMPF M, PARHOFER K G, STEG P G, et al. Reach Registry Investigators. Cardiovascular event rates in diabetic and nondiabetic individuals with and without established atherothrombosis (from the REduction of Atherothrombosis for Continued Health [REACH] Registry)[J]. American Journal of Cardiology, 2010, 105(5): 667-671.

第二章

糖尿病分型
及并发症

糖尿病分型

一、糖尿病诊断标准

根据糖尿病诊断标准（表 2-1），诊断糖尿病须依据静脉血浆葡萄糖测定结果而非毛细血管血糖测定结果。根据《中国 2 型糖尿病防治指南（2020 年版）》，糖化血红蛋白（glycosylated hemoglobin，HbA1c）可以作为糖尿病的补充诊断标准。在有严格质量控制的实验室，采用标准化检测方法测定 HbA1c，若 HbA1c ≥ 6.5% 可作为糖尿病的补充诊断。但存在以下情况时只能根据静脉血浆葡萄糖水平诊断糖尿病：镰状细胞病、妊娠（中、晚期）、葡萄糖 -6- 磷酸脱氢酶缺乏症、艾滋病、血液透析、近期失血或输血、促红细胞生成素治疗、囊性纤维化相关糖尿病等。

在流行病学调查或人群筛查中，空腹血浆葡萄糖（fasting plasma glucose，FPG）或 75g 口服葡萄糖耐量试验（oral glucose tolerance test，OGTT）2 小时血浆葡萄糖（2-hour plasma glucose，2hPG）值可单独应用。但如果仅查某一时间点的血糖值，则糖尿病漏诊率较高，有条件时仍建议同时检测空腹血糖、OGTT 后的 2hPG 及 HbA1c。急性感染、创伤或其他应激情况下可出现暂时性血糖升高，不能以此时的血糖值诊断糖尿病，须在应激消除后复查，再确定糖代谢状态。在上述情况下检测 HbA1c 有助于鉴别应激性高血糖和糖尿病。

表 2-1 糖尿病的诊断标准

诊断标准	静脉血浆葡萄糖或 HbA1c 水平
典型糖尿病症状 * 加上以下任意一条化验结果可确诊	
随机血糖 **	≥ 11.1mmol/L
空腹血糖 ***	≥ 7.0mmol/L
OGTT 2hPG	≥ 11.1mmol/L

诊断标准	静脉血浆葡萄糖 或 HbA1c 水平
HbA1c	≥ 6.5%
无糖尿病典型症状者，须改日复查确认	

注：OGTT. 口服葡萄糖耐量试验；HbA1c. 糖化血红蛋白。*典型糖尿病症状包括烦渴多饮、多尿、多食、不明原因体重下降；**随机血糖指不考虑上次用餐时间，一天中任意时间的血糖，不能用来诊断空腹血糖受损或糖耐量降低；***空腹状态指至少 8h 没有进食热量。

二、糖代谢状态分类

根据空腹血糖及 OGTT 后 2 小时血糖情况，将糖代谢状态分为以下 4 类（表 2-2）。需要注意的是，这里的血糖值是依据静脉血浆葡萄糖而不是毛细血管血糖测定结果。

表 2-2　糖代谢状态分类（世界卫生组织，1999 年）

单位：mmol/L

糖代谢状态	静脉血浆葡萄糖	
	空腹血糖	OGTT 后 2hPG
正常血糖（NGR）	< 6.1	< 7.8
空腹血糖受损（IFG）	6.1 ~ < 7.0	< 7.8
糖耐量受损（IGT）	< 7.0	7.8 ~ < 11.1
糖尿病（DM）	≥ 7.0	≥ 11.1

注：空腹血糖受损（IFG）和糖耐量受损（IGT）统称为糖调节受损，也称糖尿病前期；空腹血糖正常参考范围下限通常为 3.9mmol/L。IFG 和 IGT 是正常血糖状态与糖尿病之间的一种中间代谢状态。

三、糖尿病分型

我国目前采用世界卫生组织（1999 年）糖尿病病因学分型体系，共 4 大类型，即 1 型糖尿病（免疫介导性和特发性）、2 型糖尿病、特殊类型糖尿病和妊娠期糖尿病。①1 型糖尿病病因和发病机制尚不清楚，其显著的病理学和病理生理学特征是胰岛 β 细胞数量显著减少和消失导致的胰岛素分泌显著下降或缺失。②2 型糖尿病的病因和发病机制目前亦不明确，其病理生理学特征为胰岛素调控葡萄糖代谢能力下降（胰岛素抵抗）伴随胰岛 β 细胞功能缺陷导致的胰岛素分泌减少（或相对减少）。③特殊类型糖尿病是病因学相对明确的糖尿病，包括胰岛 β 细胞功能单基因缺陷、胰岛素作用单基因缺陷、胰源性糖尿病和继发于内分泌疾病的糖尿病等。④妊娠期糖尿病（gestational diabetes mellitus，GDM）是指妊娠期间发生的不同程度的糖代谢异常，但血糖未达到显性糖尿病的水平。孕期任何时间行 75g OGTT，符合以下任一条件即诊断为 GDM：FPG 5.1 ~ < 7.0mmol/L，OGTT 1hPG ≥ 10.0mmol/L，OGTT 2hPG 8.5 ~ < 11.1mmol/L。

（周妹舍　陈燕燕）

参考文献

[1] 中华医学会糖尿病学分会 . 中国 2 型糖尿病防治指南（2020 年版）[J]. 中华糖尿病杂志 , 2021, 13(4): 315-409.

[2] ALBERTI K G, ZIMMET P Z. Definition, diagnosis and classification of diabetes mellitus and its complications. Part1: diagnosis and classification of diabetes mellitus provisional report of a WHO consultation[J]. Diabetic Medicine, 1998, 15(7): 539-553.

第二节
糖尿病并发症

一、糖尿病急性并发症

（一）糖尿病酮症酸中毒

糖尿病酮症酸中毒（diabetic ketoacidosis，DKA）是最常见的糖尿病急症。常见于 1 型糖尿病患者，也可见于 2 型糖尿病患者。

临床最常见的诱因是感染，其次是治疗依从性差。患者因胰岛素显著缺乏、升糖激素显著升高，造成糖、蛋白质和脂肪代谢严重紊乱，从而导致水、电解质代谢紊乱和酸碱平衡失调，出现临床三大特征（明显脱水、酸中毒和意识障碍），仅有酮症而无酸中毒称为糖尿病酮症。对原因不明的腹痛、昏迷待诊的糖尿病病例，应及时做有关酮症酸中毒的必要检查，以便及时确诊。重要的辅助检查如图 2-1 所示。

血糖 + 血酮	尿常规	血气分析
·血糖多数在 16.7 ~ 33.3mmol/L。 ·血 β 羟丁酸（血酮体）升高。	·尿酮体阳性。 ·尿糖阳性（多见）。 ·尿糖阴性时，注意鉴别饥饿性酮症或是否使用 SGLT2i*。	·重度 DKA 血 PH < 7。 ·中度 DKA 血 PH 在 7 ~ 7.24 之间。 ·轻度 DKA 血 PH 在 7.25 ~ 7.35 之间。

* SGLT2i 通过抑制肾小管对葡萄糖的重吸收而起到降糖作用。有文献报道其可导致血糖不高的酮症或者酮症酸中毒。但是临床上非常少见。在临床上，对于使用 SGLT2i 的患者应该告知其注意摄入充足的水分和碳水化合物。

图 2-1 DKA 重要的辅助检查

DKA 的关键治疗措施包括检查监测去诱因、补液、静脉胰岛素、钾平衡和酸碱平衡 5 个方面（图 2-2、表 2-3）。

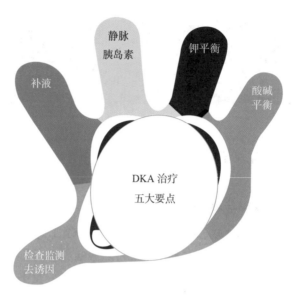

图 2-2　DKA 治疗五大要点

表 2-3　DKA 治疗五大要点解析

要点	解析
检查监测去诱因	急查血糖、电解质、肝肾功能、血气分析、血常规、尿常规；血糖和酮体每 2～4 小时测定 1 次；记录生命体征、神志、出入量；完善诱因相关检查。
补液	补液种类：①首先补给生理盐水；②第二阶段（即血糖下降至 13.9mmol/L 以下）补充 5% 葡萄糖或糖盐水。 补液速度：如无心、肾功能障碍，第 1～2 小时 500ml/h，第 3～4 小时 500ml/2h，以后 500ml/3h。 补液量：成人 DKA 患者一般失水 3～6L，建议第 1 个 24 小时补足。根据监测调整。
静脉胰岛素	0.9% 生理盐水加短效胰岛素 0.1U/（kg·h）持续静脉滴注。维持血糖下降速度在 4.2～5.6mmol/h，血糖下降至 13.9mmol/L 以下，改用 5% 葡萄糖或 5% 葡萄糖盐水（每 2～4g 葡萄糖：1U 短效胰岛素）静脉滴注，直至酮体转阴且血糖得到控制。如血糖不降，可以将胰岛素用量加倍，同时加强血糖监测。
钾平衡	如果血钾 < 3.3mmol/L，应立即开始补钾然后再使用胰岛素；如果血钾 > 3.3mmol/L 且尿量 ≥ 40ml/h，开始静脉滴注胰岛素的同时启动补钾治疗；如果血钾 > 3.3mmol/L 且尿量 < 40ml/h，暂缓补钾，待补液后尿量增加再开始补钾；如果血钾高于正常，暂缓补钾，并密切监测血钾。

续表

要点	解析
酸碱平衡	通常不需要补碱，随着补液和胰岛素的应用，酸中毒自然会纠正。 当 pH < 6.9 时，用 100mmol 碳酸氢钠（5% 碳酸氢钠 168ml）加 400ml 注射用水以 200ml/h 速度静脉滴注，每 2 小时监测血 pH 1 次，直至 pH > 7.0 时停止补碱。 过多过快补碱会造成组织缺氧加重、低钾血症、脑水肿等。

（二）高血糖高渗状态

高血糖高渗状态（hyperglycemic hyperosmolar status，HHS）是糖尿病急症之一。典型临床表现为严重高血糖而无明显酮症酸中毒、高渗和脱水、意识障碍或昏迷，部分患者可无昏迷，部分患者可伴有酮症。最常见的诱因是感染。

实验室诊断参考标准是：①血糖 ≥ 33.3mmol/L；②有效血浆渗透压 ≥ 320mmol/L；③血清碳酸氢盐 ≥ 15mmol/L，或动脉血 pH ≥ 7.30；④尿糖呈强阳性，而尿酮阴性或为弱阳性。

HHS 和 DKA 的临床鉴别见表 2-4。

表 2-4　高血糖高渗状态和糖尿病酮症酸中毒临床特征的比较

症状 / 体征	高血糖高渗状态	糖尿病酮症酸中毒
起病急缓	缓慢渐进	在一定诱因下起病快
神志	意识障碍 / 昏迷	多神清，重症出现意识障碍
脱水征	显著	轻于 HHS
库斯莫尔呼吸 *	无	有
血糖 /（mmol·L^{-1}）	> 33.3	16.7 ~ 33.3
血钠 /（mmol·L^{-1}）	升高明显	可有升高
血 pH	> 7.30	正常或降低，重症 < 7
碳酸氢盐 /（mmol·L^{-1}）	> 15	正常或降低，重症 < 10
阴离子间隙 /（mmol·L^{-1}）	< 12	> 16
酮体	阴性或弱阳性	阳性或强阳性
有效血浆渗透压 /（mmol·L^{-1}）	> 320	不一定

注：* 库斯莫尔呼吸，糖尿病酮症酸中毒和尿毒症酸中毒时，常见到呼吸加深加快。

HHS 的治疗原则同 DKA。补液量按体重的 12% 估算，多在 6 ~ 10L/d，可以辅助胃管补液。

补液种类及用法：

（1）生理盐水：治疗的最初 2h 及血钠 ≤ 150mmol/L。相对于患者的血液高渗，生理盐水相对为低渗溶液，通常不需要补充低渗溶液。

（2）半渗溶液：0.45% 生理盐水和 2.5% 葡萄糖液。当补足液体而血渗透压不再降或血钠升高 > 150mmol/L 时，应谨慎使用，防止过量引起溶血、脑水肿。

（3）全血、血浆及右旋糖酐：适用于充分补液后仍有严重的低血压或休克患者，使用时注意心、肺和肾功能监测。

（4）5% 葡萄糖液及 5% 葡萄糖盐水：均为高渗。治疗早期不应使用，血糖降至 16.7mmol/L 后可使用。

胰岛素治疗：胰岛素剂量比 DKA 略小，方法和 DKA 类似。补钾原则与 DKA 相同。一般不需补碱。

综上所述，HHS 和 DKA 治疗主要的不同之处在于补液量一般比 DKA 多，胰岛素剂量比 DKA 略小，且一般不需要补碱。

（三）低血糖症

低血糖症是一组由多种病因引起的以血中葡萄糖浓度过低为特点的综合征。临床表现为交感神经兴奋和 / 或中枢神经系统症状，出现症状时血中葡萄糖浓度过低，补充葡萄糖后上述症状迅速缓解（Whipple 三联征）。其中，交感神经兴奋相关的症状包括出汗、饥饿感、乏力、心率加快、震颤、收缩压增高等。中枢神经系统症状包括精神行为异常、抽搐、意识改变，轻者表现为嗜睡、意识模糊，严重者可出现昏迷。

血糖测定是低血糖症最基本的检查。非糖尿病患者，临床上如果出现低血糖症状和体征时，血糖低于 2.8mmol/L，补充葡萄糖后血糖升高同时临床表现缓解，可以确诊存在低血糖症。接受降糖药物治疗的糖尿病患者，血糖低于 3.9mmol/L，就可以诊断为低血糖。

低血糖时测定血清胰岛素和 C 肽对低血糖症的鉴别诊断非常重要。血糖低于 3mmol/L 时，相应胰岛素浓度 > 3μU/ml，提示为高胰岛素性低血糖。血糖低于 3mmol/L 时，相应的 C 肽浓度 > 0.6ng/ml（200pmol/L）提示内源性胰岛素分泌过多；如果胰岛素明显增高而 C 肽降低，提示有外源性胰岛素的作用。如果初筛无法鉴别病因，或无法完成上述检查，建议对症处理后转诊。

低血糖发作时的紧急处理如图 2-3 所示。纠正低血糖的过程中注意病因治疗，尤其是糖尿病患者治疗过程中出现的低血糖，注意评估治疗药物低血糖风险。胰岛素、磺脲类和非磺脲类胰岛素促泌剂均可引起低血糖。如果无法鉴别病因，建议对症处理后转诊。

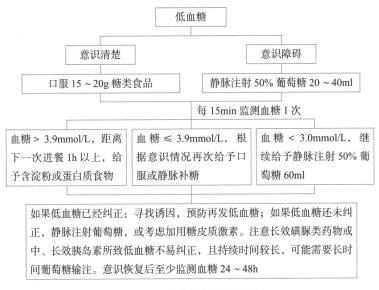

图 2-3　低血糖的处理流程

（纪立农　任　倩）

二、糖尿病慢性并发症

糖尿病慢性并发症是糖尿病致残、致死的主要原因，主要包括：①大血管并发症，如心脑血管和下肢血管病变等。②微血管并发症，如肾脏病变和眼底病变。③神经病变，包括感觉神经、运动神经和自主神经病变等。

（一）大血管并发症

1. 冠状动脉粥样硬化性心脏病

冠状动脉粥样硬化性心脏病（简称冠心病），是糖尿病患者常见并发症，并且是死亡的主要原因。糖尿病可通过多种机制增加冠心病风险，包括内皮损伤与功能障碍、血小板活化、凝血功能异常、动脉粥样硬化斑块的组成成分变化致其破裂风险增加等。

（1）临床特点：糖尿病合并冠心病的患者，具有以下临床特点。

1）冠状动脉病变更加广泛复杂：左主干病变、多支病变、分叉病变、全程弥漫性病变、闭塞性病变多见；斑块溃疡、出血及钙化的程度重；急性心肌梗死发生率高，支架再狭窄率高。

2）无症状性冠心病发生率更高：部分糖尿病患者对缺血性疼痛感觉迟钝，可导致非典型心绞痛症状、无症状性缺血，甚至是无症状性梗死，临床上常因症状不典型或无症状而被忽视。

3）女性的保护作用减弱或消失：非糖尿病患者中，绝经前女性冠心病发病率显著低于同年龄男性，但相较于男性患者，女性患者的糖尿病是更强的危险因素，这导致糖尿病患者中，冠心病风险的性别差异被减弱或消失。

（2）诊断：无论是否患有糖尿病，冠心病的诊断流程均相同，出现典型临床症状时，即应启动冠心病诊断流程。因糖尿病患者无症状性冠心病发生率更高，对于症状不典型或无症状但具有极高危冠心病风险的糖尿病患者，建议定期行心电图和超声心动图检查。如有缺血性 ST-T 动态改变、病理性 Q 波或节段性室壁运动异常提示冠心病，拟行冠脉重建治疗，建议冠脉造影；无心肌缺血阳性发现者可考虑负荷核素心肌显像或冠脉计算机体层成像（computed tomography，CT）造影辅助诊断。

（3）治疗

1）危险因素综合管理：包括严格戒烟，控制血脂、血压、体重等。

2）控制血糖：须兼顾降糖有效性和心血管安全性，优先考虑选择具有心血管获益证据的降糖药物；综合考虑患者的年龄、病程长短及并发症等多个因素，制定血糖控制的目标值。

3）冠心病的药物治疗：①抗血小板治疗。慢性冠脉综合征患者长期口服小剂量阿司匹林，不能耐受者可考虑氯吡格雷替代；急性冠脉综合征或经皮冠状动脉介入治疗（percutaneous coronary intervention，PCI）术后建议双联抗血小板（阿司匹林 + 氯吡格雷 / 替格瑞洛）治疗至少 12 个月。②调脂、稳定斑块治疗。首选他汀类药物。③肾素 - 血管紧张素 - 醛固酮系统（rein-angiotensin-aldosterone-system，RAAS）抑制治疗。建议使用血管紧张素转换酶抑制剂（angiotensin converting enzyme inhibitors，ACEI）或血管紧张素Ⅱ受体阻滞剂（angiotensin Ⅱ receptor blockage，ARB）类药物，尤其伴心肌梗死、左心室功能低下、高血压或 CKD 患者。④抗心肌缺血治疗。主要包括 β 受体拮抗剂、硝酸酯类、钙通道阻滞剂、尼可地尔等药物。⑤冠脉血运重建治疗。对于伴或不伴糖尿病的冠心病患者，血运重建策略的选择（包括血运重建的指征）一般相似；若合并糖尿病的多支血管病变患者需要血运重建，推荐冠状动脉旁路移植术（coronary artery bypass grafting，CABG）而非 PCI。

2. 心力衰竭

心力衰竭是多种原因导致心脏结构和 / 或功能的异常改变，使心室收缩和 / 或舒张功能发生障碍，从而引起的一组复杂临床综合征。心力衰竭是各种心脏疾病的严重表现或晚期阶段，死亡率和再住院率居高不下。2015 年我国心力衰竭流行病学调查结果显示，35 岁以上人群加权后心力衰竭患病率为 1.3%，较 15 年前增加 44%，估计心力衰竭患者人数约 1 370 万。

（1）病因和诱因：原发性心肌损害和异常是引起心力衰竭最主要的病因。中国心力衰竭注册登记研究分析结果显示，心力衰竭患者中冠心病占 49.6%、高血压占 50.9%、糖尿病占 21%。心力衰竭加重的主要诱因为感染（45.9%）、劳累或应激反应（26.0%）及心肌缺血（23.1%）。

（2）分类：根据心力衰竭发生的时间、速度，分为慢性心力衰竭和急性心力衰竭。慢性心力衰竭的诊断流程见图 2-4。根据左心室射血分数（left ventricular ejection fraction，LVEF），分为射血分数降低的心力衰竭（heart failure with reduced ejection fraction，HFrEF）、射血分数保留的心力衰竭（heart failure with preserved ejection fraction，HFpEF）和射血分数轻度降低的心力衰竭（heart failure with mildly reduced ejection fraction，HFmrEF）（表 2-5）。

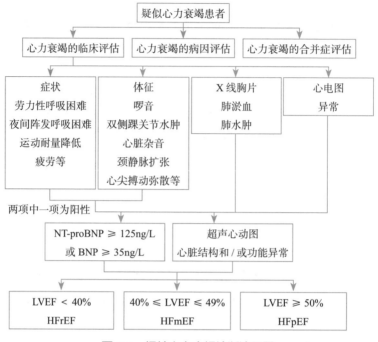

图 2-4　慢性心力衰竭诊断流程图

注：NT-proBNP. N 端脑钠肽前体；BNP. 脑利尿钠肽；LVEF. 左心室射血分数；HFrEF. 射血分数降低的心力衰竭；HFmrEF. 射血分数轻度降低的心力衰竭；HFpEF. 射血分数保留的心力衰竭。

表 2-5　心力衰竭的分类和诊断标准

诊断标准	HFrEF	HFmrEF	HFpEF
1	症状和 / 或体征	症状和 / 或体征	症状和 / 或体征
2	LVEF < 40%	LVEF 40%～49%	LVEF ≥ 50%
3		利钠肽升高*，并符合以下至少 1 条：①左心室肥厚和 / 或左心房扩大；②心脏舒张功能异常	利钠肽升高*，并符合以下至少 1 条：①左心室肥厚和 / 或左心房扩大；②心脏舒张功能异常
备注	随机临床试验主要纳入此类患者，有效的治疗已得到证实	此类患者临床特征、病理生理、治疗和预后尚不清楚，单列此组有利于对其开展相关研究	需要排除患者的症状是由非心脏疾病引起的，有效的治疗尚未明确

注：HFrEF. 射血分数降低的心力衰竭；HFmrEF. 射血分数轻度降低的心力衰竭；HFpEF. 射血分数保留的心力衰竭；LVEF. 左室射血分数；*利钠肽升高为脑利尿钠肽（BNP）> 35ng/L 和 / 或 N 端脑钠肽前体（NT-proBNP）> 125ng/L。

（3）临床表现：心力衰竭主要临床表现为呼吸困难和乏力倦怠（活动耐量受限）以及液体潴留（肺淤血和外周水肿）等。常见的症状为呼吸困难、运动耐量降低、疲劳、夜间咳嗽、腹胀、纳差等。心力衰竭主要体征有颈静脉怒张、肺部啰音、第三心音（奔马律）、肝颈静脉回流征阳性、下肢水肿等。颈静脉压升高和心尖搏动位置改变对诊断心力衰竭更具特异性。

（4）常规检查

1）心电图：心力衰竭患者几乎都有心电图异常，所有心力衰竭以及怀疑心力衰竭患者均应行心电图检查，明确心律、心率、QRS 形态、QRS 宽度等。

2）胸部 X 线摄影：提供肺淤血 / 水肿和心脏增大的信息，但胸部 X 线摄影正常并不能除外心力衰竭。

3）生物学标志物：①血浆利钠肽，BNP < 100ng/L、NT-proBNP < 300ng/L 时通常可排除急性心力衰竭。BNP < 35ng/L、NT-proBNP < 125ng/L 时通常可排除慢性心力衰竭。②心肌损伤标志物，心脏肌钙蛋白（cardiac troponin，cTn）。心力衰竭患者入院时应行 cTn 检测，用于心力衰竭患者的病因诊断（如急性心肌梗死）和危险分层及预后评估。

4）经胸超声心动图：是疑似心力衰竭患者心脏结构和功能的首选方法，可提供房室容量、左 / 右心室收缩和舒张功能、室壁厚度、瓣膜功能和肺动脉高压的信息，可帮助诊断心力衰竭和明确类型。

（5）特殊检查：心力衰竭的特殊检查用于需要进一步明确病因和病情评估的患者。

1）心脏核磁共振：心脏核磁共振（cardiac magnetic resonance，CMR）是评估心肌纤维化的首选影像检查。

2）冠状动脉造影：适用于怀疑存在心肌缺血的心力衰竭患者。

3）心脏 CT：适用于低、中度可疑冠心病的心力衰竭患者，以排除冠状动脉狭窄。

4）核素心室造影及核素心肌灌注和 / 或代谢显像：可以评估心肌缺血和心肌存活情况。

5）心肺运动试验：适用于临床症状稳定 2 周以上的慢性心力衰竭患者。

6）6min 步行试验：用于评估患者的运动耐力。6min 步行距离： < 150m 为重度心力衰竭，150 ~ 450m 为中度心力衰竭， > 450m 为轻度心力衰竭。

7）生命质量评估：较常使用的有明尼苏达生活质量表和堪萨斯城心肌病患者生存质量表。

（6）降糖治疗：糖尿病和心力衰竭互为独立危险因素，心力衰竭是糖尿病患者的主要死亡原因之一。糖尿病患者常合并多种心血管疾病的重要危险因素，其心力衰竭住院风险增加2倍，合并心力衰竭的糖尿病患者的全因死亡和心血管死亡率更高。病程长、年龄大的2型糖尿病患者，严格控制血糖对于减少心力衰竭发生和死亡风险作用有限。对糖尿病患者的多重危险因素进行综合干预是改善其预后的主要手段。

糖尿病患者应根据年龄、病程、合并心力衰竭的严重程度、低血糖风险等情况确定个体化 HbA1c 控制目标（一般 HbA1c < 8%），尽量避免低血糖发生。不同降糖药物对于心力衰竭的影响各异，应用要个体化，选择药物时要避免药物对心力衰竭的潜在不良影响，优先选择具有心血管保护作用的降糖药物。

对于2型糖尿病合并心力衰竭的患者，钠-葡萄糖耦联转运体2抑制剂（sodium-glucose linked transporter 2 inhibitor，SGLT2i），包括恩格列净、达格列净、卡格列净，可以降低糖尿病患者心力衰竭住院或心血管死亡风险，推荐尽早应用以改善心力衰竭预后。胰高血糖素样肽-1受体激动剂（glucagon like peptide-1 receptor agonist，GLP-1RA），包括利拉鲁肽、度拉糖肽、司美格鲁肽、利司那肽。GLP-1 RA 不增加心力衰竭患者住院风险，合并动脉粥样硬化性心血管疾病患者可优先考虑使用。慢性心力衰竭患者可以使用二甲双胍，但急性心力衰竭患者避免使用，以减少乳酸酸中毒的潜在风险。噻唑烷二酮类（罗格列酮和吡格列酮）和二肽基肽酶4抑制剂（沙格列汀）可增加心力衰竭恶化或住院风险，应避免用于心力衰竭患者。

（7）针对心力衰竭的治疗：慢性心力衰竭的治疗包括去除心力衰竭诱因，调整生活方式的一般治疗，改善患者血流动力学和延缓心室重构的药物治疗，以及心脏再同步化和心室辅助装置或心脏移植的非药物治疗。

1）一般治疗：①去除诱发因素，包括感染、心律失常、缺血、电解质代谢紊乱和酸碱失衡、贫血、肾功能损害、过量摄盐、过度静脉补液以及应用损害心肌或心功能的药物等。②调整生活方式：包括限钠、氧疗、低脂饮食、戒烟、肥胖患者减轻体重、营养支持、被动运动以预防深静脉血栓形成、运动训练或规律的体力活动、综合性情感干预等。

2）药物治疗：推荐 HFrEF 患者应用 ACEI（Ⅰ，A）或 ARB（Ⅰ，A）

或血管紧张素受体脑啡肽酶抑制剂（angiotensin receptor-neprilysin inhibitor，ARNI）（Ⅰ，B）联合 β 受体拮抗剂，以及在特定患者中应用醛固酮受体拮抗剂的治疗策略，以降低心力衰竭的发病率和死亡率。

药物包括：①**利尿剂。**有液体潴留证据的心力衰竭患者均应使用利尿剂，无液体潴留症状及体征的心力衰竭可不使用利尿剂。痛风是噻嗪类利尿剂的禁忌证。有明显液体潴留的患者，首选袢利尿剂——呋塞米。②**RAAS阻滞剂。**有 HFrEF 患者均应使用 ACEI，除非有禁忌证或不能耐受。ARB 用于不能耐受 ACEI 的 HFrEF 患者。对于已用指南推荐剂量或达到 ACEI/ARB 最大耐受剂量后，收缩压 > 95mmHg，纽约心功能分级（New York heart association，NYHA）心功能Ⅱ～Ⅲ级、仍有症状的 HFrEF 患者，可用 ARNI 替代 ACEI/ARB。③**β 受体拮抗剂。**结构性心脏病、伴左心室射血分数（LVEF）下降的无症状心力衰竭患者，无论有无心肌梗死，均可应用。有症状或曾经有症状的 NYHA 心功能分级Ⅱ～Ⅲ级、LVEF 下降、病情稳定的慢性心力衰竭患者必须终身应用，除非有禁忌证或不能耐受。心源性休克、病态窦房结综合征、二度及以上房室传导阻滞（无心脏起搏器）、心率 < 50 次/min、低血压（收缩压 < 90mmHg）、支气管哮喘急性发作期的患者禁用。④**醛固酮受体拮抗剂。**LVEF ≤ 35%、使用 ACEI/ARB/ARNI 和 β 受体拮抗剂治疗后仍有症状的 HFrEF 患者，急性心肌梗死后且 LVEF ≤ 40%，有心力衰竭症状或合并糖尿病者。肌酐 > 221μmol/L（2.5mg/dl）或估算肾小球滤过率（estimated glomerular filtration rate，eGFR）< 30ml/（min·1.73m^2），血钾 > 5.0mmol/L，妊娠妇女均为禁忌。⑤**钠 - 葡萄糖协同转运蛋白 2 抑制剂。**所有 HFrEF 患者均应考虑使用 SGLT2i 以进一步降低心力衰竭住院和死亡风险。⑥**伊伐布雷定。**NYHA 心功能分级Ⅱ～Ⅳ级、LVEF ≤ 35% 的窦性心律患者，合并以下情况之一可加用伊伐布雷定：已使用 ACEI/ARB/ARNI、β 受体拮抗剂、醛固酮受体拮抗剂，β 受体拮抗剂已达到目标剂量或最大耐受剂量，心率仍 ≥ 70 次/min；心率 ≥ 70 次/min，对 β 受体拮抗剂禁忌或不能耐受者。⑦**血管紧张素受体脑啡肽酶抑制剂。**一种同时作用于 RAAS 和利钠肽（natriuretic peptides，NPs）、通过增强 NPs 的同时抑制 RAAS 而实现多途径降压及改善心力衰竭药物。沙库巴曲缬沙坦钠 2017 年以射血分数降低的心力衰竭适应证在中国上市。研究显示：ARNI 适用于糖尿病的心力衰竭患者，并适用于所有 HFrEF 和 HFpEF 患者。可先从低剂量 50mg 开始逐渐增加剂量至 200mg，每日 2 次；但双侧肾动脉狭窄、血管神经性水肿和妊娠患者禁用。⑧**洋地黄类药物**。应用利尿剂、ACEI/ARB/ARNI、β受体拮抗剂和醛固酮受体拮抗剂仍持续有症状的 HFrEF 患者。

3）非药物治疗：慢性 HFrEF 患者的心脏植入型电子器械治疗主要包括：①**心脏再同步化治疗**（cardiac resyn-chronization therapy，CRT），用于纠正心力衰竭患者的心脏失同步以改善心力衰竭；②**植入型心律转复除颤器**（implantable cardioverter defibrillator，ICD）**治疗**，用于心力衰竭患者心脏性猝死的一级或二级预防。终末期患者考虑左心室辅助装置和 / 或心脏移植。

3. 心房颤动

心房颤动（atrial fibrillation，AF；简称房颤）是指规则有序的心房电活动丧失，代之以快速无序的颤动波，是严重的心房电活动紊乱。截至 2010 年，全球房颤患者估测约 3 350 万例。房颤也是 21 世纪心血管领域的两大挑战之一。

（1）病因：房颤常见于器质性心脏病患者，但少部分房颤原因不明，部分正常人在情绪激动、饮酒、手术中也可发生。高龄、性别、遗传因素、高血压、吸烟、肥胖等是诱发房颤的危险因素。此外，大量研究表明，糖尿病也可促进房颤的发生发展，可使心房间质纤维化，传导缓慢，促使心房重构。房颤也是 2 型糖尿病患者最常见的心律失常。在糖耐量降低的人群中，空腹血糖每升高 1mmol/L，发生房颤的风险增高 33%。

（2）分类：房颤分为阵发性房颤、持续性房颤、长程持续性房颤和永久性房颤 4 类（表 2-6）。

表 2-6　房颤的分类及定义

分类	定义
阵发性房颤	发作后 7 天内自行或干预终止的房颤
持续性房颤	持续时间超过 7 天的房颤
长程持续性房颤	持续时间超过 1 年的房颤
永久性房颤	医生和患者共同决定放弃恢复或维持窦性心律的一种类型，反映了患者和医生对于房颤的治疗态度，而不是房颤自身的病理生理特征，如重新考虑节律控制，则按照长程持续性房颤处理

（3）临床表现：房颤的症状与心室率快慢有关，心率过快时可出现心悸、乏力、胸闷等症状。心房有效收缩消失导致心排出量下降，当心室率＞150 次 /min 时还可诱发心绞痛、急性肺水肿，甚至急性心力衰竭。房颤并发左心房附壁血栓可导致血栓栓塞，其中脑栓塞最为常见，常可危及生命。房颤患者的心脏查体表现为心律绝对不齐、第一心音强弱不等和脉搏短绌。

（4）心电图：①P 波消失，代之以小而不规则的 f 波，形态与振幅变化不定，频率为 350～600 次 /min；②心室率极不规则；③QRS 波形态通常正常，当心室率过快时 QRS 波可增宽变形。

（5）治疗：糖尿病患者合并房颤较为常见，并可增加病死率和致残率。可通过脉搏触诊、心电图等方式对房颤进行筛查。在治疗原发疾病和诱发因素基础上，房颤的主要治疗包括抗凝治疗、转复并维持窦性心律、控制心室率。

1）抗凝治疗：房颤患者由于心房失去收缩力导致血流淤滞，常在左心房产生栓子，栓塞发生率较高，而糖尿病又是非瓣膜病房颤患者发生脑卒中的独立危险因素，因此抗凝治疗是房颤治疗的重要内容。目前临床上多采用 CHA_2DS_2-VASc 评分（表 2-7）进行血栓栓塞的危险分层，CHA_2DS_2-VASc 评分 ≥ 2 分，需抗凝治疗；评分 1 分，根据获益与风险权衡，优选抗凝治疗；评分 0 分，无需抗凝治疗。采用 HAS-BLED（表 2-8）评分进行出血风险评估，HAS-BLED 评分 ≥ 3 分为高出血风险，须积极纠正可逆的出血因素，但不应将 HAS-BLED 评分增高视为抗凝治疗的禁忌证。合并糖尿病的房颤患者若 CHA_2DS_2-VASc ≥ 2 分，如无禁忌证，推荐采用维生素 K 拮抗剂（华法林）或新型口服抗凝剂（利伐沙班、达比加群酯、依度沙班等）进行抗凝治疗。华法林的国际标准化比值（international normalized ratio，INR）目标值是 2.0～3.0。新型口服抗凝剂不需常规凝血指标检测，安全性更优。房颤持续不超过 24 小时，可直接复律，无须抗凝，否则应在复律前接受华法林有效抗凝治疗 3 周，或行食管超声心动图排除心房血栓后再行复律，成功复律后均须继续抗凝 4 周。对有抗凝指征但出血风险高且不适合长期抗凝治疗的非瓣膜性房颤，可考虑行经皮左心耳封堵术。

表 2-7 CHA₂DS₂-VASc 评分

危险因素	评分
充血性心力衰竭 / 左心室功能障碍（C）	1
高血压（H）	1
年龄 ≥ 75 岁（A）	2
糖尿病（D）	1
脑卒中 /TIA/ 血栓栓塞病史（S）	2
血管疾病*（V）	1
年龄 65 ~ 74 岁（A）	1
性别（女性，Sc）	1

注：TIA. 短暂性脑缺血发作；*血管疾病包括既往心肌梗死、外周动脉疾病、主动脉斑块。

表 2-8 HAS-BLED 评分

临床特点	评分
高血压（H）	1
肝、肾功能异常（各 1 分，A）	1 或 2
脑卒中（S）	1
出血（B）	1
INR 值易波动（L）	1
老年（年龄 > 65 岁，E）	1
药物或嗜酒（各 1 分，D）	1 或 2
最高值	9

2）转复并维持窦性心律：药物复律可选择 I_a 类（奎尼丁、普鲁卡因胺）、I_c 类（普罗帕酮）或 III 类（胺碘酮、伊布利特）抗心律失常药物。I_a 类药物奎尼丁可诱发室性心动过速，目前少用。I_c 类药物普罗帕酮不宜应用于严重器质性心脏病的患者。胺碘酮是目前最常用的药物。若患者出现急性

心力衰竭或血压明显下降，应紧急电复律。抗心律失常药物治疗无效的房颤患者可选择导管消融。在合并糖尿病的房颤患者中，导管消融与药物治疗相比能提高窦性心律维持率和生活质量。糖尿病不影响房颤导管消融的预后，但糖尿病患者手术并发症发生率更高。

3）控制心室率：控制心室率可明显改善房颤相关症状。常用药物包括β受体拮抗剂、非二氢吡啶类钙通道阻滞剂（维拉帕米、地尔硫䓬）、洋地黄制剂和一些抗心律失常药物（胺碘酮）。房颤患者的心室率控制最佳值目前尚不明确，治疗时除参考循证证据外，须根据患者的症状及合并症、心功能状态等情况个体化决定。对心室率较慢的房颤患者，如有显著症状或 RR 间期 > 5s，可考虑安置起搏器。

房颤的评估与治疗流程详见图 2-5。

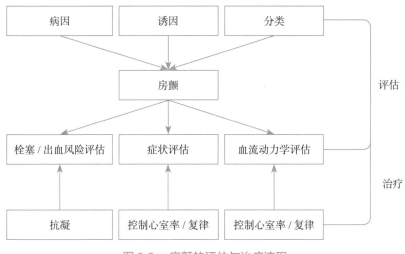

图 2-5　房颤的评估与治疗流程

（6）预后：当糖尿病与房颤共存时，患者发生脑卒中和心力衰竭的风险显著增高，全因死亡率和心血管死亡率也更高。因此应严格控制血糖，对房颤进行长期综合管理，并积极干预所有心血管危险因素。

4. 缺血性脑卒中

缺血性脑卒中是指由于脑供血动脉狭窄或闭塞、脑供血不足导致的脑组织坏死的总称。

糖尿病患者缺血性脑卒中发生发展的机制和病理生理基础较为复杂。一方面，胰岛素抵抗或高胰岛素血症并发的高血压，糖、脂代谢紊乱，高纤维蛋白原血症，白蛋白尿，高尿酸血症和脂肪肝等均会增加脑血管粥样硬化风险；另一方面，炎症免疫反应作为胰岛素抵抗和动脉粥样硬化发病过程中的共同关键因素参与脑血管粥样硬化发生发展；此外，血管内皮细胞作为糖尿病血管病变的关键靶细胞，通过复杂机制参与脑血管的病理重塑过程。而缺血性脑卒中本身会导致神经内分泌系统激活，随之而来的糖皮质激素、儿茶酚胺以及胰高血糖素的急剧增加会进一步加重胰岛素抵抗，加重缺血性脑卒中病情。发生缺血性脑卒中后，高血糖水平可激活无氧代谢，导致患者缺血区域的乳酸酸中毒和梗死灶扩大；此外，糖尿病患者凝血功能的异常、溶栓后患者出血风险的增加也是导致患者不良预后的原因。

治疗方面，糖尿病患者常同时存在肥胖、高血压、脂代谢异常等可控的心血管危险因素。对于糖尿病患者，目前国内外糖尿病防治指南均推荐必须加强高血糖、高血压、血脂异常等多重心血管危险因素的综合管理，驾驭好"五驾马车"，以最大限度降低缺血性脑卒中和死亡风险。

治疗包括以下 5 个方面。

（1）生活方式干预：如健康教育、戒烟限酒、限盐、合理饮食、规律运动等。

（2）降压治疗：高血压合并糖尿病可使缺血性脑卒中的风险进一步增加，控制高血压可显著降低缺血性脑卒中发生风险，应在可耐受的情况下将血压控制在 130/80mmHg 以下。

（3）降糖治疗：降糖治疗的目标为 HbA1c < 7%，除了控制血糖外，更重要的是制定个体化降糖目标并合理用药，以减少糖尿病心血管并发症、降低脑卒中和死亡风险，从而改善患者的远期预后；有心血管获益循证医学证据的降糖药物包括二甲双胍、利拉鲁肽、恩格列净等。

（4）降脂治疗：他汀类药物可以通过降低总胆固醇（total cholesterol，TC）和低密度脂蛋白胆固醇（low density lipoprotein cholesterol，LDL-C）水平降低糖尿病患者发生缺血性脑卒中的风险。

（5）抗血小板治疗：糖尿病患者的高凝状态是发生脑血管事件的重要原因，推荐在 10 年动脉粥样硬化性心血管疾病（atherosclerotic cardiovascular disease，ASCVD）风险 > 10% 的糖尿病患者中应用抗血小板药物，也可将其作为缺血性脑卒中的二级预防手段。

5. 下肢动脉疾病

（1）糖尿病下肢动脉病变与足病：下肢动脉病变是外周动脉疾病的组成

部分，表现为下肢动脉的狭窄或闭塞。糖尿病患者下肢动脉病变通常是指下肢动脉粥样硬化性病变（lower extremity atherosclerotic disease，LEAD）。LEAD 对机体的危害除了导致下肢缺血性溃疡和截肢外，更重要的是造成这些患者心血管事件的风险明显增加，死亡率更高。LEAD 患者的主要死亡原因是心血管事件，在确诊 1 年后心血管事件发生率达 21.1%，与已发生心脑血管病变者再次发作风险相当。

1）筛查：多次全国性或区域性调查显示，我国 50 岁以上合并至少 1 项心血管危险因素的糖尿病患者中，约有 1/5 合并 LEAD。对于 50 岁以上的糖尿病患者，应常规进行 LEAD 筛查。伴有 LEAD 发病危险因素如合并心脑血管病变、血脂异常、高血压、吸烟或糖尿病病程 5 年以上的患者应该每年至少筛查 1 次。对于有足溃疡、坏疽的糖尿病患者，无论年龄，都应该进行全面的动脉病变检查及评估。筛查路径见图 2-6。

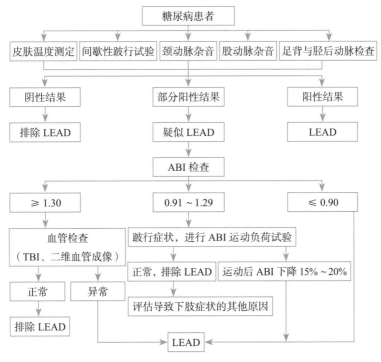

图 2-6 糖尿病患者筛查 LEAD 流程图

注：LEAD. 下肢动脉粥样硬化病变；ABI. 踝肱指数；TBI. 趾肱指数。

（资料来源：中华医学会糖尿病学分会 . 中国 2 型糖尿病防治指南（2020 年版）[J]. 中华糖尿病杂志，2021，13（4）：315-409）

需要强调的是，糖尿病合并 LEAD 的筛查通常不需要复杂的仪器设备，完全可以在基层医疗机构完成。患者行走正常，如可以持续中速行走半小时以上、足背动脉和胫后动脉搏动有力、皮肤温度正常，基本可以排除 LEAD。

2）诊断：糖尿病合并 LEAD 的诊断依据如下。①符合糖尿病诊断；②具有下肢动脉狭窄或闭塞的临床表现；③如果患者静息踝肱指数（ankle brachial index，ABI）≤ 0.90，无论有无下肢不适的症状，都应该诊断为 LEAD；④运动时出现下肢不适且静息 ABI ≥ 0.90 的患者，如踏车平板试验后 ABI 下降 15%～20%，应该诊断为 LEAD；⑤患者多普勒超声、CT 血管成像、磁共振血管成像和数字减影血管造影检查下肢动脉有狭窄（狭窄程度至少超过 50%）或闭塞病变；⑥如果患者静息 ABI < 0.40 或踝动脉压 < 50mmHg 或趾动脉压 < 30mmHg，应该诊断为严重肢体缺血。

LEAD 一旦诊断，临床上应该进行 Fontaine 分期（表 2-9）。

表 2-9　下肢动脉粥样硬化性病变的 Fontaine 分期

分期	临床评估
Ⅰ期	无症状
Ⅱa 期	轻度间歇性跛行
Ⅱb 期	中 - 重度间歇性跛行
Ⅲ期	缺血性静息痛
Ⅳ期	缺血性溃疡或坏疽

3）治疗原则：LEAD 的治疗目的包括预防全身动脉粥样硬化疾病的进展，预防心血管事件，预防缺血导致的溃疡和肢端坏疽，预防截肢或降低截肢平面，改善间歇性跛行患者的功能状态。①**一级预防**：防止或延缓 LEAD 的发生，筛查糖尿病 LEAD 的高危因素。严格控制血糖、血压，纠正血脂异常，坚持健康生活方式，尤其是戒烟和坚持步行锻炼。步行锻炼可以有效改善下肢血流和缺血区域的代偿性血液供应。有适应证者给予抗血小板治疗。②**二级预防**：缓解症状，延缓 LEAD 进展。建议应用小剂量阿司匹林等抗血小板药物、他汀类降脂药、ACEI 及血管扩张药物。目前所用的血管扩张药物主要有前列地尔、贝前列腺素钠、西洛他唑、盐酸沙格雷酯、萘呋胺、丁

咯地尔和己酮可可碱等。③**三级预防**：血运重建，预防缺血性足溃疡的发生，降低截肢率或截肢平面，预防心血管事件发生。主要针对慢性肢体缺血患者，具有极高的截肢和心血管死亡风险。根据缺血持续时间分为急性（≤2周）和慢性（＞2周），以慢性更为常见。在内科保守治疗无效时，须行各种血管重建手术，包括外科手术治疗和血管腔内治疗，可明显降低截肢率，改善生活质量。

对于基层医疗机构的医务人员，重点在于一级预防和二级预防，及时发现中度或重症 LEAD 患者，及早将这类患者转诊到有血管外科或血管介入专业的综合性三级医院，以便患者得到及时、科学、合理的治疗。

（2）糖尿病足：糖尿病足是指初诊糖尿病或已有糖尿病病史的患者，足部出现感染、溃疡或组织的破坏，通常伴有下肢神经病变和 / 或周围动脉病变（peripheral arterial disease，PAD）。

糖尿病足是糖尿病严重和治疗费用高的慢性并发症之一，重者可以导致截肢和死亡。2010 年的调查显示，我国三级甲等医院中，糖尿病所致截肢占全部截肢的 27.3%。2012—2013 年的调查显示，我国糖尿病足溃疡（diabetic foot ulcer，DFU）患者的总截肢（趾）率降至 19.03%，其中大截肢率 2.14%、小截肢（趾）率 16.88%；DFU 患者的年死亡率为 14.4%，而截肢后 5 年死亡率高达 40%。因此，预防和治疗足溃疡可以明显降低截肢率及死亡率。

基层医疗机构的医务人员应增强对于糖尿病足严重性、复杂性和难治性的认识。发生在糖尿病患者的足病，如足溃疡、足畸形都需要认真处治。当基层医务人员无处治糖尿病足经验，或患者患有严重病变（如合并缺血、感染）时，应将患者及早转诊到有糖尿病足团队的三级综合性医院或糖尿病专科医院。

1）危险因素的筛查：糖尿病足强调"预防重于治疗"。糖尿病足溃疡是糖尿病足最为常见的形式，也是导致截肢的主要危险因素。预防足溃疡的发生是降低糖尿病截肢率的重要措施，其关键点在于：定期检查患者是否存在糖尿病足的危险因素，识别出这些危险因素，教育患者及家属和有关人员进行足的保护，穿着合适的鞋袜，去除和纠正容易引起溃疡的因素等。根据患者糖尿病足危险因素的强弱程度，决定筛查的频度。无周围神经病、无 LEAD、无足畸形的糖尿病患者，每年筛查 1 次足病；合并周围神经病、LEAD、足畸形、以往有过足溃疡或截肢史、严重肾病等高危因素的患者，宜到有糖尿病足团队的医院接受筛查，至少每 3 ~ 6 个月检查 1 次。

基层医疗机构应该对所有糖尿病足高危人群开展足病筛查。发生溃疡的危险因素为：老年（60 岁以上，尤其是独立生活的老年人）、糖尿病病程长（大于 5 年）、周围神经病变、LEAD、以往有足溃疡史、足畸形（如鹰爪足、Charcot 足）、胼胝、失明或视力严重减退、合并肾脏病变特别是肾功能衰竭和接受透析治疗、糖尿病知识缺乏和不能进行有效的足保护（如严重视力障碍）。对于这些目前无足溃疡的患者，应定期随访、加强足保护的教育，必要时请有关专科医生给予具体指导，以防止足溃疡的发生。需要强调，尽管糖尿病足高危人群目前还不能被诊断为足病，但是这些患者一旦发生足溃疡，后果严重，及时采取针对性的管理教育和预防措施，可以有效地预防足溃疡的发生。

基层医疗机构完全有能力完成筛查，最重要的筛查手段是让患者脱鞋袜，观察有无足畸形和危险因素（如趾甲畸形、胼胝等）以及用手触诊（皮肤温度、足背动脉和胫后动脉搏动、触觉）。简单的 10g 尼龙丝检查有助于筛查糖尿病周围神经病变。

2）诊断及分级：糖尿病足一旦诊断，应该进行分级评估，目前临床上广为接受的分级方法主要是 Wagner 分级和 Texas 分级（表 2-10、表 2-11）。Wagner 分级方法是目前临床及科研中应用最为广泛的分级方法。Texas 分级方法从病变程度和病因两个方面对糖尿病足溃疡及坏疽进行评估，更好地体现了创面感染和缺血的情况，相对于 Wagner 分级，在评价创面的严重性和预测肢体预后方面更好。

表 2-10　不同 Wagner 分级糖尿病足的临床表现

Wagner 分级	临床表现
0 级	有发生足溃疡的危险因素，但目前无溃疡
1 级	足部表浅溃疡，无感染征象，突出表现为神经性溃疡
2 级	较深溃疡，常合并软组织感染，无骨髓炎或深部脓肿
3 级	深部溃疡，有脓肿或骨髓炎
4 级	局限性坏疽（趾、足跟或前足背），其特征为缺血性坏疽
5 级	全足坏疽

表 2-11　不同 Texas 分级糖尿病足的临床特征

Texas 分级及分期	临床特征
分级	
0 级	足部溃疡史
1 级	表浅溃疡
2 级	溃疡累及肌腱
3 级	溃疡累及骨和关节
分期	
A 期	无感染和缺血
B 期	合并感染
C 期	合并缺血
D 期	感染和缺血并存

3）诊疗原则：在进行足溃疡治疗之前，首先要评估溃疡性质和缺血程度。对于神经性溃疡，主要是制动减压，特别要注意患者的鞋袜是否合适。轻、中度缺血的患者可以实行内科治疗，病变严重的患者应该及时转诊到有血管介入治疗或血管外科成形手术条件的综合性医院进一步诊治。

合理地进行降糖、降压、降脂和抗血小板治疗（详见本书"第三章　第七节至第十节"）。

足溃疡感染的处理：糖尿病足感染必须通过临床诊断，以局部和 / 或全身的体征或炎症的症状为基础。基层医疗机构通常不适合诊治中重度足部感染的患者，这些患者宜接受糖尿病足多学科合作团队的综合诊治。下列情况下糖尿病足患者需要及时转诊或会诊：一旦出现皮肤颜色的急剧变化、局部疼痛加剧并有红肿等炎症表现、新发生的溃疡、原有的浅表溃疡恶化并累及软组织和 / 或骨组织、播散性的蜂窝组织炎、全身感染征象、骨髓炎等，应及时转诊或多学科协作诊治。对于严重感染的足病，时间就是肢体乃至生命。Wagner 2 级以上、Texas 2 级和 B 期以上一般不适宜在基层医疗机构诊治。

（张　健　许樟荣）

（二）微血管并发症

1. 糖尿病肾脏病变

慢性肾脏病（chronic kidney disease，CKD）包括各种原因引起的慢性肾脏结构和功能障碍。糖尿病肾病是指由糖尿病所致的 CKD。

（1）筛查：推荐基层医疗机构为所有 2 型糖尿病患者每年至少进行一次肾脏病变筛查，包括尿常规和血肌酐 eGFR 测定。有条件的基层医疗机构开展尿白蛋白/肌酐比值（urinary albumin-to-creatinine ratio，UACR）检测。

（2）临床表现、诊断与分期：CKD 表现为不同程度蛋白尿及肾功能的进行性减退，早期可没有任何症状，随病情进展可出现水肿、乏力、腰酸、食欲不振等。糖尿病肾病通常是根据 UACR 增高或 eGFR 下降，同时排除其他类型的 CKD 而做出的临床诊断。

以下情况应考虑非糖尿病肾病并及时转诊至上级医院：活动性尿沉渣异常（血尿、蛋白尿伴血尿、管型尿）、短期内 eGFR 迅速下降、不伴视网膜病变（特别是 1 型糖尿病）、短期内 UACR 迅速增高或肾病综合征。值得注意的是，视网膜病变并非诊断 2 型糖尿病患者糖尿病肾病的必备条件。病理诊断是糖尿病肾病的金标准，病因难以鉴别时可行肾穿刺病理检查，但不推荐糖尿病患者常规行肾脏穿刺活检。

推荐采用随机尿测定 UACR。24h 尿白蛋白定量与 UACR 诊断价值相当。随机尿 UACR ≥ 30mg/g 为尿白蛋白排泄增加。在 3～6 个月内重复检查 UACR，3 次中有 2 次尿白蛋白排泄增加，排除感染等其他因素即可诊断白蛋白尿。临床上常将 UACR 30～300mg/g 称为微量白蛋白尿，UACR > 300mg/g 称为大量白蛋白尿。UACR 升高与 eGFR 下降、心血管事件、死亡风险增加密切相关。UACR 测定存在较多影响因素，如感染、发热、显著高血糖、显著高血压、24h 内运动量过大、心力衰竭、月经等，结果分析时应考虑这些因素。

推荐每年检测血肌酐（serum creatinine，SCr）水平，并采用慢性肾脏病流行病学协作组公式计算 eGFR。

公式：$eGFR = 141 \times \min (SCr/\kappa, 1)^{\alpha} \times \max (SCr/\kappa, 1)^{-1.209} \times 0.993^{年龄} \times 1.018（女性）$

注：SCr 为血肌酐水平，单位为 μmol/L；女性 $\kappa = 61.9$，男性 $\kappa = 79.6$；女性 $\alpha = -0.329$，男性 $\alpha = -0.411$；min 为 SCr/κ 与 1 的较小值；max 为 SCr/κ 与 1 的较大值。

慢性肾脏病（CKD）分期见表 2-12。

表 2-12　慢性肾脏病分期

CKD 分期	肾脏损害程度	eGFR/（ml·min⁻¹·1.73m⁻²）
1 期（G1）	肾脏损伤*伴 eGFR 正常	≥ 90
2 期（G2）	肾脏损伤伴 eGFR 轻度下降	60 ~ 89
3a 期（G3a）	eGFR 轻中度下降	45 ~ 59
3b 期（G3b）	eGFR 中重度下降	30 ~ 44
4 期（G4）	eGFR 重度下降	15 ~ 29
5 期（G5）	肾衰竭	< 15 或透析

注：eGFR. 估算肾小球滤过率；*肾脏损伤定义为白蛋白尿，即尿白蛋白/肌酐比值（UACR）≥ 30mg/g，或病理、尿液、血液或影像学检查异常。

（3）治疗

根据《国家基层糖尿病防治管理指南（2018）》推荐，治疗方法如下。

1）改变不良生活方式：如合理控制体重、糖尿病饮食、戒烟及适当运动等。

2）营养：推荐蛋白摄入量约 0.8g/（kg·d）。蛋白质来源应以优质动物蛋白为主，必要时可补充复方 α- 酮酸制剂。

3）控制血糖：可优选从肾脏排泄较少的降糖药，严重肾功能不全患者宜采用胰岛素治疗。

4）控制血压：推荐 > 18 岁的非妊娠期糖尿病患者血压应控制在 140/90mmHg 以下。对伴有白蛋白尿的患者，血压控制在 130/80mmHg 以下可能获益更多。舒张压不宜低于 70mmHg，老年患者舒张压不宜低于 60mmHg。对糖尿病伴高血压且 UACR > 300mg/g 或 eGFR < 60ml/（min·1.73m²）的患者，强烈推荐 ACEI 或 ARB 类药物治疗。对伴高血压且 UACR 30 ~ 300mg/g 的糖尿病患者，推荐首选 ACEI 或 ARB 类药物治疗。对不伴高血压但 UACR ≥ 30mg/g 的糖尿病患者，使用 ACEI 或 ARB 类药物可延缓蛋白尿进展。

5）透析治疗和移植：当 eGFR < 60ml/（min·1.73m²）时，应评估并

治疗潜在的 CKD 并发症；eGFR < 30ml/（min · 1.73m^2）时，应积极咨询肾脏专科，评估是否应当接受肾脏替代治疗。

6）纠正血脂异常。

2. 糖尿病性视网膜病变

因高血糖引起的视网膜微血管病变，是糖尿病最常见的微血管并发症之一，且是处于工作年龄人群第一位的不可逆性致盲性疾病。

（1）筛查：2 型糖尿病患者应在诊断后进行首次综合性眼检查。随后，无糖尿病性视网膜病变者，至少每 1 ~ 2 年进行一次复查。有糖尿病性视网膜病变者，则应增加检查频率；其中，轻度非增殖性视网膜病变患者每年 1 次，中度非增殖性病变患者每 3 ~ 6 个月 1 次，重度非增殖性病变患者每 3 个月 1 次。综合性眼检查主要包括视力检查和眼底检查，应当每年开展 1 次。

如果没有条件由眼科医师进行眼部筛查，可由经培训的技术人员使用免散瞳眼底照相机，拍摄至少 2 张以黄斑及视乳头为中心的角度成 45° 的眼底后极部彩色照片，以便眼科医师进行分级诊断。眼科医师缺乏的地区，可考虑运用人工智能辅助决策系统进行初筛。

（2）临床表现、诊断与分期：糖尿病性视网膜病变可出现视力下降，严重的会突发失明或视网膜脱离。在内分泌科筛查发现威胁视力的视网膜病变，特别是从防盲的角度考虑，推荐使用 2002 年国际眼病学会制定的《糖尿病性视网膜病变的国际临床分级标准》（表 2-13），该标准将糖尿病黄斑水肿纳入糖尿病性视网膜病变中进行管理（表 2-14）。

表 2-13　糖尿病性视网膜病变的国际临床分级标准（2002 年）

病变严重程度	散瞳眼底检查所见
无明显视网膜病变	无异常
NPDR	
轻度	仅有微动脉瘤
中度	微动脉瘤，存在轻于重度 NPDR 的表现
重度	出现下列任何一个改变，但无 PDR 表现：①在 4 个象限中都有多于 20 处视网膜内出血；②在 2 个以上象限中有静脉串珠样改变；③在 1 个以上象限中有显著的视网膜内微血管异常

病变严重程度	散瞳眼底检查所见
PDR	出现以下一种或多种改变：新生血管形成、玻璃体积血或视网膜前出血

注：NPDR. 非增殖期视网膜病变；PDR. 增殖期视网膜病变。

表 2-14　糖尿病性黄斑水肿分级（2002 年）

病变严重程度	眼底检查所见
无明显糖尿病性黄斑水肿	后极部无明显视网膜增厚或硬性渗出
有明显糖尿病性黄斑水肿	后极部有明显视网膜增厚或硬性渗出
轻度	后极部存在部分视网膜增厚或硬性渗出，但远离黄斑中心
中度	视网膜增厚或硬性渗出，接近黄斑但未涉及黄斑中心
重度	视网膜增厚或硬性渗出，涉及黄斑中心

（3）治疗：①良好地控制血糖、血压和血脂可预防或延缓糖尿病性视网膜病变的进展。②突发失明或视网膜脱离者须立即转诊眼科；伴有任何程度的黄斑水肿，中度、重度非增殖性糖尿病性视网膜病变及增殖性糖尿病性视网膜病变的糖尿病患者，应转诊到对糖尿病性视网膜病变诊治有丰富经验的眼科医师处。

3. 糖尿病神经病变

糖尿病神经病变是糖尿病最常见的慢性并发症，可累及中枢神经及周围神经，以后者多见。糖尿病周围神经病变（diabetic peripheral neuropathy，DPN）是指周围神经功能障碍，包括脊神经、颅神经及自主神经病变，其中以远端对称性多发性神经病变（distal symmetrical polyneuropathy，DSPN）最具代表性。

（1）筛查：联合应用踝反射、针刺痛觉、震动觉、压力觉、温度觉等 5项检查来筛查。最常用的方法是用 128Hz 音叉评估震动觉及 10g 尼龙丝评估压力觉以明确神经病变诊断、足溃疡和截肢的风险，适用于基层医疗机构或大规模人群筛查。

（2）临床表现、诊断与分期

1）临床表现：双侧肢体疼痛、麻木、感觉异常等。最常见类型为大神经纤维和小神经纤维同时受累，部分患者临床表现以大神经纤维或小神经纤维受累为主。

2）诊断标准：①明确的糖尿病病史；②诊断糖尿病时或之后出现的神经病变；③临床症状和体征与 DPN 的表现相符；④有临床症状（疼痛、麻木、感觉异常等）者，5 项检查（踝反射、针刺痛觉、振动觉、压力觉、温度觉）中任 1 项异常；⑤无临床症状者，5 项检查中任 2 项异常，临床诊断为 DPN；⑥排除以下情况：其他病因引起的神经病变，如颈腰椎病变（神经根压迫、椎管狭窄、颈腰椎退行性变）、脑梗死、吉兰-巴雷综合征；严重动静脉血管性病变（静脉栓塞、淋巴管炎）等；药物尤其是化疗药物引起的神经毒性作用以及肾功能不全引起的代谢毒物对神经的损伤。如根据以上检查仍不能确诊，需要鉴别诊断，可以做神经肌电图检查。

3）临床诊断流程：诊断主要根据临床症状和体征，当诊断有疑问时，可以做神经传导功能检查等。DSPN 的诊断流程见图 2-7。

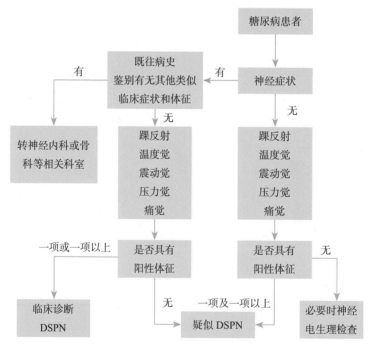

图 2-7　糖尿病远端对称性多发性神经病变（DSPN）诊断流程

（3）治疗

1）针对病因治疗：①血糖控制；②神经修复，常用药物有甲钴胺、神经生长因子等；③其他，神经营养因子、肌醇、神经节苷脂和亚麻酸等。

2）针对神经病变的发病机制治疗：①抗氧化应激；②改善微循环；③改善代谢紊乱。

3）疼痛管理：治疗痛性糖尿病神经病变的药物如下。①抗惊厥药：包括普瑞巴林、加巴喷丁、丙戊酸钠和卡马西平等；②抗抑郁药：包括度洛西汀、阿米替林、丙米嗪和西酞普兰等；③阿片类药物（盐酸曲马多和羟考酮）和辣椒素等。

（贾伟平 蔡 淳）

参考文献

[1] 中华医学会糖尿病学分会. 中国 2 型糖尿病防治指南（2020 年版）[J]. 中华糖尿病杂志, 2021, 13(4): 317-411.

[2] UMPIERREZ G, KORYTKOWSKI M. Diabetic emergencies-ketoacidosis, hyperglycaemic hyperosmolar state and hypoglycaemia[J]. Nature Reviews Endocrinology, 2016, 12(4):222-232.

[3] KASPER D L , FAUCI A S , HAUSER S L , et al. 哈里森内科学：内分泌与代谢疾病分册 [M]. 19 版. 纪立农，译. 北京：北京大学医学出版社,2016:9.

[4] American Diabetes Association. Standards of Medical Care in Diabetes-2022[J]. Diabetes Care，2022，45(Supplement 1): S1-S264.

[5] GRUNDY S M, BENJAMIN I J, BURKE G L, et al. Diabetes and cardiovascular disease: a statement for healthcare professionals from the American Heart Association[J]. Circulation，1999，100: 1134.

[6] MELIDONIS A, DIMOPOULOS V, LEMPIDAKIS E, et al. Angiographic study of coronary artery disease in diabetic patients in comparison with nondiabetic patients[J]. Angiology，1999，50: 997.

[7] HAFFNER S M, LEHTO S, RÖNNEMAA T, et al. Mortality from coronary heart disease in subjects with type 2 diabetes and in nondiabetic subjects with and without prior myocardial infarction[J].

The New England Journal of Medicine，1998，339: 229.

[8]　MEHRAN R, DANGAS G D, KOBAYASHI Y, et al. Short- and long-term results after multivessel stenting in diabetic patients[J]. Journal of The American College of Cardiology，2004，43 : 1348

[9]　国家卫生计生委合理用药专家委员会，中国药师协会 . 冠心病合理用药指南 (第 2 版)[J]. 中国医学前沿杂志 (电子版)，2018，10（6）: 1-130.

[10]　国家卫生健康委员会能力建设和继续教育中心，孙艺红，陈康，等 . 糖尿病患者合并心血管疾病诊治专家共识 [J]. 中华内科杂志，2021，60（5）: 421-437.

[11]　洪天配，母义明，纪立农，等 . 2 型糖尿病合并动脉粥样硬化性心血管疾病患者降糖药物应用专家共识 [J]. 中国糖尿病杂志，2017，25（6）: 481-492.

[12]　NEUMANN F J, SOUSA-UVA M, AHLSSON A, et al. 2018 ESC/ EACTS Guidelines on myocardial revascularization[J]. European Heart Journal，2019，40: 87.

[13]　中国心力衰竭诊断和治疗指南 2018[J]. 中华心力衰竭和心肌病杂志，2018，2(4): 196-225.

[14]　慢性心力衰竭基层诊疗指南 (2019 年)[J]. 中华全科医师杂志，2019(10): 936-947.

[15]　McDONAGH T A, METRA M, ADAMO M, et al. 2021 ESC Guidelines for the diagnosis and treatment of acute and chronic heart failure [J]. European Heart Journal，2021，42(36): 3599-3726.

[16]　BOZKURT B, COATS A J, TSUTSUI H, et al. Universal Definition and Classification of Heart Failure: A Report of the Heart Failure Society of America, Heart Failure Association of the European Society of Cardiology, Japanese Heart Failure Society and Writing Committee of the Universal Definition of Heart Failure Consensus Conference[J]. European Journal of Heart Failure，2021，23(3):352-380.

[17] SOLOMON S D, RIZKALA A R, GONG J, et al. Angiotensin Receptor Neprilysin Inhibition in Heart Failure With Preserved Ejection Fraction: Rationale and Design of the PARAGON-HF Trial [J]. JACC Heart Fail，2017，5(7): 471-482.

[18] BHATT D L, SZAREK M, STEG P G, et al. Sotagliflozin in patients with diabetes and recent worsening heart failure.[J]. The New England Journal of Medicine，2021，384(2): 117-128.

[19] ANKER S D, BUTLER J, FILIPPATOS G, et al. EMPEROR-Reduced Trial Committees and Investigators. Effect of empagliflozin on cardiovascular and renal outcomes in patients with heart failure by baseline diabetes status: results from the EMPEROR-Reduced trial[J]. Circulation，2021，143(4): 337-349.

[20] 崔洁，钱菊英. 糖尿病相关心力衰竭的发病机制、治疗及钠 - 葡萄糖协同转运蛋白 -2 抑制剂的应用 [J] . 中华心力衰竭和心肌病杂志，2021，5(2):138-144.

[21] 中国医师协会心力衰竭专业委员会，中华心力衰竭和心肌病杂志编辑委员会 . 心力衰竭容量管理中国专家建议 [J]. 中华心力衰竭和心肌病杂志，2018，2(1):8-16.

[22] WIVIOTT S D, RAZ I, BONACA M P, et al. Dapagliflozin and cardiovascular outcomes in type 2 diabetes[J]. The New England Journal of Medicine，2019，380(4):347-357.

[23] DESAI A S, SOLOMON S D, SHAH A M, et al. Effect of Sacubitril-Valsartan vs Enalapril on Aortic Stiffness in Patients With Heart Failure and Reduced Ejection Fraction: A Randomized Clinical Trial [J]. JAMA，2019, 322(11): 1077-1084.

[24] JANUZZI J L Jr, PRESCOTT M F, BUTLER J, et al. Association of Change in N-Terminal Pro-B-Type Natriuretic Peptide Following Initiation of Sacubitril-Valsartan Treatment With Cardiac Structure and Function in Patients With Heart Failure With Reduced Ejection Fraction [J]. JAMA，2019, 322(11): 1085-1095.

[25] McMURRAY J J, PACKER M, DESAI A S, et al. Angiotensin-neprilysin inhibition versus enalapril in heart failure [J]. The New England Journal of Medicine，2014，371(11): 993-1004.

[26] 黄从新, 张澍, 黄德嘉, 等. 心房颤动：目前的认识和治疗建议 (2018)[J]. 中华心律失常学杂志, 2018, 22(4): 279-346.

[27] HINDRICKS G, POTPARA T, DAGRES N, et al. 2020 ESC Guidelines for the diagnosis and management of atrial fibrillation developed in collaboration with the European Association for Cardio-Thoracic Surgery (EACTS): The Task Force for the diagnosis and management of atrial fibrillation of the European Society of Cardiology (ESC) Developed with the special contribution of the European Heart Rhythm Association (EHRA) of the ESC[J]. European Heart Journal, 2021, 5(42): 373-498.

[28] 中华医学会心血管病学分会流行病学组, 中国医师协会心血管内科医师分会, 中国老年学学会心脑血管病专业委员会. 糖代谢异常与动脉粥样硬化性心血管疾病临床诊断和治疗指南 [J]. 中华心血管病杂志, 2015, 43(6): 488-506.

[29] 中华医学会糖尿病学分会. 中国 2 型糖尿病防治指南（2020 年版）[J]. 中华糖尿病杂志, 2021, 13(4): 315-409.

[30] BECKMAN J A, CREAGER M A, LIBBY P. Diabetes and atherosclerosis: Epidemiology, pathophysiology, and management[J]. JAMA，2002，287: 2570-2581.

[31] UK Prospective Diabetes Study Group. Tight blood pressure control and risk of macrovascular and microvascular complications in type 2 diabetes: Ukpds 38. Uk prospective diabetes study group[J]. BMJ, 1998，317: 703-713.

[32] CUSHMAN W C, EVANS G W, BYINGTON R P, et al. Effects of intensive blood-pressure control in type 2 diabetes mellitus[J]. The New England Journal of Medicine，2010，362: 1575-1585.

[33] PATEL A, MACMAHON S, CHALMERS J, et al. Effects of a fixed

combination of perindopril and indapamide on macrovascular and microvascular outcomes in patients with type 2 diabetes mellitus (the advance trial): A randomised controlled trial[J]. Lancet，2007，370: 829-840.

[34] COLLINS R, ARMITAGE J, PARISH S, et al. Mrc/bhf heart protection study of cholesterol-lowering with simvastatin in 5963 people with diabetes: A randomised placebo-controlled trial[J]. Lancet，2003，361: 2005-2016.

[35] COLHOUN H M, BETTERIDGE D J, DURRINGTON P N, et al. Primary prevention of cardiovascular disease with atorvastatin in type 2 diabetes in the collaborative atorvastatin diabetes study (cards): Multicentre randomised placebo-controlled trial[J]. Lancet，2004，364: 685-696.

[36] STEG P G, BHATT D L, WILSON P W, et al. One-year cardiovascular event rates in outpatients with atherothrombosis[J]. JAMA，2007，297(11): 1197-1206.

[37] ZHANG X, RAN X, XU Z, et al. Epidemiological characteristics of lower extremity arterial disease in Chinese diabetes patients at high risk: a prospective, multicenter, cross-sectional study[J]. J Diabetes Complications，2018，32(2): 150-156.

[38] 中华医学会糖尿病学分会.中国 2 型糖尿病防治指南（2020 年版）[J].中华糖尿病杂志，2021，13(4): 315-409.

[39] 张会峰,许樟荣,冉兴无.糖尿病足的相关定义和标准 [J].中华糖尿病杂志，2020，12(6): 363-368.

[40] WANG A, XU Z, MU Y, et al. Clinical characteristics and medical costs in patients with diabetic amputation and nondiabetic patients with nonacute amputation in central urban hospitals in China[J]. International Journal of Lower Extremity Wounds，2014，13(1): 17-21.

[41] 班绎娟,冉兴无,杨川,等.中国部分省市糖尿病足临床资料和

住院费用比较 [J]. 中华糖尿病杂志，2014，6(7): 499-503.

[42] XU Z, RAN X. Diabetic foot care in China: challenges and strategy[J]. Lancet Diabetes Endocrinol， 2016，4(4): 297-298.

[43] 徐俊，许樟荣. 国际糖尿病足工作组《糖尿病足感染与治疗指南》(2019 版) 解读 [J]. 国际内分泌代谢杂志，2020，40(6): 425-429.

[44] 中华医学会糖尿病学分会. 中国 2 型糖尿病防治指南 (2017 年版)[J]. 中华糖尿病杂志，2018, 10(1): 4-67.

[45] 中华医学会糖尿病学分会，国家基层糖尿病防治管理办公室. 国家基层糖尿病防治管理指南 (2018)[J]. 中华内科杂志，2018, 57(12): 885-893.

第三章

以心血管疾病风险管理为中心的糖尿病管理

第一节
糖尿病患者心血管疾病风险评估

East-West 研究 7 年随访显示，入选研究时没有心肌梗死的糖尿病患者未来 7 年累积心血管事件风险等同于入选研究时存在心肌梗死病史但没有糖尿病的患者，继续随访至 18 年进一步证实了该结果；此外，入选研究时没有冠心病（包括非心肌梗死的冠心病类型）的糖尿病患者未来 18 年累积心血管事件风险高于入选研究时存在冠心病但没有糖尿病的患者。可见，糖尿病患者的未来心血管疾病风险等同于心肌梗死、高于冠心病，因此，糖尿病患者的心血管疾病风险评估至关重要，是制订糖尿病综合管理措施以降低其大血管并发症即动脉粥样硬化性心血管疾病（arteriosclerotic cardiovascular disease，ASCVD）发生风险的前提。

依据《中国成人血脂异常防治指南（2016 年修订版）》《中国胆固醇教育计划调脂治疗降低心血管事件专家建议（2019）》和 2020 年《中国心血管病一级预防指南》，参考《2018 AHA/ACC 血胆固醇管理指南》《2019 ACC/AHA心血管疾病一级预防指南》《2019 ESC/EAS 血脂异常管理指南：调脂以降低心血管疾病风险》和《2019 ESC/EASD 糖尿病、糖尿病前期与心血管疾病指南》，建议对我国糖尿病患者按表 3-1 进行心血管疾病风险评估与分层。

表 3-1　心血管疾病风险评估与分层

分层	特征
超高危	糖尿病合并确诊的 ASCVD[a]
极高危	≥ 40 岁糖尿病合并以下至少 1 项： ①高血压；②LDL-C ≥ 4.9mmol/L；③非透析依赖的慢性肾脏疾病 [eGFR < 60ml/（min·1.73cm^2）]
高危	≥ 40 岁糖尿病 20 ~ 39 岁糖尿病，合并至少 1 项主要心血管危险因素 [b] 或靶器官损害 [c]

续表

分层	特征
中危	20～39 岁糖尿病，不伴任何主要心血管危险因素或靶器官损害（若存在至少 2 项风险增强因素 [d]，则考虑上调风险分层）

注：[a]ASCVD（动脉粥样硬化性心血管疾病），包括冠心病（心肌梗死或冠状动脉血管重建治疗史或冠状动脉造影证实的一级冠状动脉或其主要分支狭窄程度≥动 0%）、非栓塞性缺血性脑卒中（偏瘫症状或体征＋头颅影像学证据）、外周动脉疾病（外周动脉血管重建治疗史或影像学检查证实的动脉狭窄程度≥颅 0%）；[b] 主要心血管危险因素，高血压，吸烟，HDL-C ＜ 1.04mmol/L，早发 ASCVD 家族史（一级亲属确诊 ASCVD 时男性＜ 55 岁、女性＜ 65 岁），BMI ≥ 28kg/m²；[c] 靶器官损害，微量白蛋白尿、糖尿病性视网膜病变、糖尿病神经病变；[d] 风险增强因素，冠状动脉钙化积分≥ 100，颈动脉斑块（管腔狭窄＜ 50%），ABI ＜ 0.9，左室肥厚，hsCRP ≥ 2.0mg/L，非 HDL-C ≥ 4.9，ApoB ≥ 130mg/dl，Lp（a）≥ 500mg/dl，TG ≥ 2.3。

（郭远林）

参考文献

[1] HAFFNER S M, LEHTO S, RÖNNEMAA T, et al. Mortality from coronary heart disease in subjects with type 2 diabetes and in nondiabetic subjects with and without prior myocardial infarction[J]. The New England Journal of Medicine, 1998, 339(4): 229-234.

[2] JUUTILAINEN A, LEHTO S, RÖNNEMAA T, et al. Type 2 diabetes as a "coronary heart disease equivalent": an 18-year prospective population-based study in Finnish subjects[J]. Diabetes Care, 2005, 28(12): 2901-2907.

[3] 中国成人血脂异常防治指南修订联合委员会. 中国成人血脂异常防治指南（2016 年修订版）[J]. 中国循环杂志, 2016, 31(10): 937-953.

[4] 中国胆固醇教育计划调脂治疗降低心血管事件专家建议 (2019)[J]. 中华内科杂志, 2020(1):18-22.

[5] 中国心血管病一级预防指南 [J]. 中华心血管病杂志, 2020,

48(12): 1000-1038.

[6]　GRUNDY S M, STONE N J, BAILEY A L, et al. 2018 AHA/ACC/ AACVPR/AAPA/ABC/ACPM/ADA/AGS/APhA/ASPC/NLA/ PCNA Guideline on the Management of Blood Cholesterol: A Report of the American College of Cardiology/American Heart Association Task Force on Clinical Practice Guidelines[J]. Circulation, 2019, 139(25): e1082-e1143.

[7]　ARNETT D K, BLUMENTHAL R S, ALBERT M A, et al. 2019 ACC/AHA Guideline on the Primary Prevention of Cardiovascular Disease: A Report of the American College of Cardiology/American Heart Association Task Force on Clinical Practice Guidelines[J]. Circulation, 2019, 140(11): e596-e646.

[8]　MACH F, BAIGENT C, CATAPANO A L, et al. 2019 ESC/EAS Guidelines for the management of dyslipidaemias: lipid modification to reduce cardiovascular risk[J]. European Heart Journal, 2020, 41(1): 111-188.

[9]　COSENTINO F, GRANT P J, ABOYANS V, et al. 2019 ESC Guidelines on diabetes, pre-diabetes, and cardiovascular diseases developed in collaboration with the EASD[J]. European Heart Journal, 2020, 41(2): 255-323.

糖尿病患者心血管疾病风险综合控制目标

在糖尿病的病理生理背景下，多种因素均可导致心血管疾病风险进一步增加，因此需要多靶点、个体化的综合管理模式，控制目标包括以下几种。

1. 饮食管理

减少总能量摄入、保证营养素均衡是合并超重或肥胖的糖尿病患者减轻体重的饮食原则。

2. 运动管理

中高强度运动 ≥ 150min/ 周，有氧运动与阻力训练相结合。注意须根据心血管评估严格把握适应证，并注意防治运动相关低血糖。

3. 戒烟管理

必须戒烟，包括避免被动吸烟。

4. 体重管理

合并超重或肥胖的糖尿病患者，建议在限制能量摄入的基础上结合其他方式减轻并维持合理体重，身体质量指数（body mass index，BMI）目标 $20.0 \sim 24.0 \text{kg/m}^2$。

5. 血糖管理

成人 HbA1c 目标 < 7.0%。对于年龄较轻、病程较短、预期寿命较长、无并发症、未合并心血管疾病的 2 型糖尿病患者在没有低血糖及其他不良反应的情况下，可进一步控制 HbA1c 目标值在 < 6.5%。老年人可放宽 HbA1c 目标至 < 8.0% 或 ≤ 8.5%，对于预期寿命有限或多病共患的虚弱老年患者，HbA1c ≤ 9.0% 可能是合适的。注意合并心血管疾病的糖尿病患者，尤其应注意防治低血糖发作风险。

6. 血压管理

成人血压目标为 130/80mmHg，若耐受可 < 130/80mmHg；老年人（> 65 岁）可适当放宽，收缩压目标可定为 130 ~ 139mmHg。

7. 血脂管理

LDL-C 与非高密度脂蛋白胆固醇（high density lipoprotein cholesterol，HDL-C）两个指标同等重要。心血管危险级别越高，目标值越低。超高危者应 LDL-C < 1.4mmol/L 且降幅 ≥ 50%、非 HDL-C < 2.2mmol/L；极高危/高危者应 LDL-C < 1.8mmol/L 且降幅 ≥ 50%、非 HDL-C < 2.6mmol/L；中危者应 LDL-C < 2.6mmol/L、非 HDL-C < 3.4mmol/L。

8. 抗栓管理

建议用于合并 ASCVD 的糖尿病患者，可考虑应用于心血管疾病风险高危、40 ~ 70 岁、无出血风险的糖尿病患者。

（郭远林）

第三节
糖尿病患者的饮食管理

一、饮食原则

合理饮食，吃动平衡，有助于血糖的良好控制。
主食定量，粗细搭配，提倡低血糖指数的主食。
多吃蔬菜，水果适配，种类和颜色要丰富多样。
常吃鱼禽，蛋肉适量，限制加工肉类制品摄入。
奶类豆类，天天要有，零食加餐按需合理选择。
清淡饮食，少油低盐，应当足量饮水且不饮酒。
定时定量，细嚼慢咽，根据实际情况少食多餐。

二、计算标准体重和总能量

（一）计算总能量

1. 方法一

计算 BMI = 体重（kg）/ 身高^2（m^2），判断成年人属于什么体型，BMI ≥ 28kg/m^2 属于肥胖，BMI 24 ~ < 28kg/m^2 属于超重，BMI < 18.5kg/m^2 属于消瘦，BMI 18.5 ~ < 24kg/m^2 属于正常。

2. 方法二

理想体重（kg）= 身高（cm）− 105。在此值 ×（1 ± 10%）范围内均属正常范围，低于此值 ×（1 − 20%）为消瘦，超过此值 ×（1 + 20%）为肥胖。

3. 判断每日需要多少热能供给量，见表 3-2。

表 3-2 成年人糖尿病热能供给量

单位：kcal/kg

体型	卧床休息	轻体力劳动	中等体力劳动	重体力劳动
消瘦	25~30	35	40	45~50
正常	20~25	30	35	40
超重/肥胖	15	20~25	30	35

（二）儿童糖尿病的热能供给量按年龄计算

每日总热量（kcal）= 1 000 +（年龄 − 1）× 100。

例如，10 岁儿童所需热量为 1 000 +（10 − 1）× 100 = 1 900kcal。

（三）制订饮食计划

举例：张先生，男性，45 岁，身高 1.70m，体重 80kg，从事办公室工作，食量中等，如何制订饮食治疗方案？

第一步：先计算每日所需总热量。

张先生 BMI = 80/1.70^2 = 27.7kg/m^2，属于超重；张先生的标准体重为：170 − 105 = 65kg；在办公室工作，属于轻体力活动的超重患者，所以每日每千克体重需要的热量为 25kcal/kg，每天需要总热量为 65×25 = 1 625kcal。须注意，此处的体重为标准体重（65kg），而不是实际体重（80kg）。

第二步：得出每日总热量后，每日饮食比例分配可以按照以下 3 种方法计算。

方法 1：人体每日所需的蛋白质为 1g/kg，其中每日所需的脂肪为 0.8g/kg，按照标准体重计算，得出张先生每日所需蛋白质 = 65×1 = 65g，每日所需脂肪 = 65×0.8 = 52g。1g 蛋白质提供 4kcal 热量，65g 蛋白质提供的热量为 65×4 = 260kcal。1g 脂肪提供 9kcal 热量，52g 脂肪提供热量为 52×9 = 468kcal。每天需要总热量约为 1 600kcal，减去蛋白质提供的 260kcal，再减去脂肪提供的 468kcal，剩下的 1 600 − 260 − 468 = 872kcal 应该由碳水化合物提供，1g 碳水化合物提供 4kcal 热量，故得出每日所需碳水化合物的量 = 872/4 = 218g。

方法 2：按照营养物供能的比例来计算。碳水化合物热量占总热量的

50%～65%，脂肪热量占总热量的 20%～30%，蛋白质热量占总热量的 15%～20%，得出每个营养物可提供的热量。碳水化合物提供热量＝1 600×（50%～65%）＝800～1 040kcal，脂肪提供热量＝1 600×（20%～30%）＝320～480kcal，蛋白质提供热量＝1 600×（15%～20%）＝240～320kcal。再换算成食物成分的量为：碳水化合物的量＝800～1 040kcal/4＝200～260g，脂肪的量＝320～480kcal/9＝35.56～53.33g，蛋白质的量＝240～320kcal/4＝60～80g。可以看出，方法 1 和方法 2 计算所得营养物的量相近。

方法 3：食物交换份是将食物按照来源、性质分类，同类食物在一定重量内所含的蛋白质、脂肪、碳水化合物和能量相近，不同类食物间所提供的能量也是相同的。食物交换份的使用应在同类食物间进行，以可提供能量为 334.4～376.2kJ（80～90kcal）作为一个交换单位，不同食物每份的量不同。一般可以粗略地把以下食物作为 1 个交换份：25g（半两）粮食、500g（1 斤）蔬菜、200g（4 两）水果、50g（1 两）肉蛋鱼豆制品、160g（160ml）牛奶、10g（相当于 1 小汤匙）烹调油。

张先生每天需要总热量为 1 600kcal，每日所需食物份数为 1 600/90～1 600/80＝18～20 份。如果按照 20 份计算，张先生可以每天进食主食 10 份（早餐 3 份、午餐 4 份、晚餐 3 份），蛋奶制品 5.5 份（早餐 1 份、午餐 2.5 份、晚餐 2 份），蔬菜 1.5 份，油脂 2 份，水果 1 份。

（蔡　淳　贾伟平）

参考文献

[1] 中国糖尿病医学营养治疗指南 (2013) [J]. 中华糖尿病杂志, 2015, 7(2): 73-88.

[2] 中华人民共和国国家卫生和计划生育委员会. 中国居民膳食营养素参考摄入量：WS/T 578.1—2017 [M]. 北京：中国标准出版社，2017.

[3] 中华医学会糖尿病学分会, 国家基层糖尿病防治管理办公室. 国家基层糖尿病防治管理手册 (2019)[J]. 中华内科杂志, 2019, 58(10): 713-735.

第四节
糖尿病患者的运动管理

一、运动原则

（1）安全性：掌握运动治疗的适应证及禁忌证。

（2）科学性、有效性：提倡低、中等强度运动，适应中等强度后可循序渐进地进行较大强度运动，有氧运动（40%～70% 储备心率）为主，每周约150min，辅以每周 2～3 次抗阻运动。

（3）个体化：根据患者的糖尿病病程、严重程度、并发症、年龄、个人条件、社会家庭状况、运动环境、生活习惯、经济、文化背景等多方因素制订运动方案。强调多样性、趣味性，针对个体情况，须因时因地制宜，因人而异。

（4）专业人员指导：康复医学或运动医学医师、内分泌专科医师，甚至需要心内科、神经内科、肾内科、眼科、精神心理科等相关科室的医生协助指导。

（5）全方位管理：运动治疗需要与饮食治疗、药物和心理治疗、糖尿病教育、血糖监测等多个方面相结合，方能获得最大的治疗效益。

（6）运动治疗计划的调整原则：循序渐进（逐渐延长运动时间、增加运动频率、加大运动强度），持之以恒（每周 3～5 次），运动后适度恢复。选择喜欢并且适合的运动种类、注意运动安全、避免受伤。

（7）动则有益、贵在坚持、多动更好、适度量力。

二、运动方式和频率

糖尿病患者执行运动方案时所选择的运动方式应基于每个人的健康水平、体质状态及运动习惯。其中最有效的运动是有氧运动，并与抗阻运动相结合。运动方式的选择还取决于是否有相关的运动设施可供使用，如体育场馆、游泳池、健身中心等。

成年 2 型糖尿病患者每周至少进行 150min 中等强度运动，并将运动量分布在每周大多数日子中，如每周运动 5 次，每次 30 分钟。在非连续日进行 2 ~ 3 次 / 周的抗阻练习。对每个主要的肌群进行不少于 2 次 / 周的柔韧性练习，可以保持关节活动度。

（蔡 淳 贾伟平）

参考文献

[1] COLBERG S R, SIGAL R J, YARDLEY J E, et al. Physical Activity/Exercise and Diabetes: A Position Statement of the American Diabetes Association[J]. Diabetes Care，2016，39(11): 2065-2079.

[2] DEMPSEY P C, LARSEN R N, SETHI P, et al. Benefits for type 2 diabetes of interrupting prolonged sitting with brief bouts of light walking or simple resistance activities[J]. Diabetes Care，2016，39(6): 964-972.

第五节
糖尿病患者的戒烟管理

一、戒烟原则

烟草依赖是一种慢性状态，需要反复、不断地干预。应科学评估戒烟者的烟草依赖程度和戒烟意愿，实施针对性的干预措施。

二、干预内容

识别所有吸烟者，进行简短戒烟干预，可参照"5A"法 [Ask（询问），Advise（建议），Assess（评估），Assist（帮助），Arrange（安排）]，具体干预内容见表 3-3。

表 3-3　简短戒烟干预内容

戒烟干预	具体内容	
识别并记录所有吸烟者	询问每一位就诊者的吸烟情况，并在病例中明确记录吸烟情况	
强烈建议所有吸烟者必须戒烟	用明确、强烈以及个体化的话语建议所有吸烟者戒烟	
评估吸烟者的戒烟意愿	评估患者是否考虑戒烟，准备从何时开始戒烟	
向吸烟者提供戒烟帮助	有戒烟意愿者（准备在近 1 个月内戒烟者）：	没有戒烟意愿者（近 1 个月不准备戒烟或不愿意戒烟者）：
	1）发放戒烟自助手册； 2）推荐戒烟服务：拨打戒烟服务热线（中国戒烟专线 4008885531 或公共卫生服务热线 12320）或前往戒烟门诊接受专业的戒烟治疗	进行访谈，增强其戒烟意愿

戒烟干预	具体内容
安排随访	1）每次就诊时均须询问并记录患者的吸烟状态； 2）对于未戒烟者或复吸者须重复上述戒烟干预步骤； 3）对于近期刚开始戒烟者应鼓励其继续坚持，避免复吸

三、戒烟药物

推荐 3 类一线临床戒烟用药，包括尼古丁替代疗法类药物、盐酸安非他酮缓释片和酒石酸伐尼克兰片。研究表明，心血管疾病患者单独或联合使用上述三类药物疗效和安全性均较好。戒烟药物简介如下。

（1）尼古丁替代疗法类药物：通过向人体提供中等剂量的尼古丁，缓释戒烟过程中出现的戒断症状。临床试验中 3 个月持续戒烟成功率约为 30%～40%。

（2）盐酸安非他酮缓释片：通过抑制脑内多巴胺重摄取，增加脑内多巴胺水平，缓解戒断症状。临床试验中 3 个月持续戒烟成功率约为 30%～40%。

（3）酒石酸伐尼克兰片：为尼古丁乙酰胆碱受体 α4β2 型的部分激动剂，具有激动和拮抗双重调节作用，缓解戒断症状的同时还可以减少吸烟的欣快感。临床试验中 3 个月持续戒烟成功率约为 50%～60%。

（蔡　淳　贾伟平）

参考文献

CAHILL K, STEVENS S, PERERA R, et al. Pharmacological interventions for smoking cessation: an overview and network meta-analysis[J]. Cochrane Database of Systematic Reviews, 2013(5): CD009329.

糖尿病患者的体重管理

随着社会的发展和人民生活水平日益提高，高热量饮食和脑力劳动成为大家不得不或者是习惯的生活方式，导致生活中"胖子"越来越常见。流行病学调查显示，中国糖尿病合并超重 / 肥胖患者约为 60%，其中 43% 为超重，16.7% 为肥胖。"糖胖"已经成了我国糖尿病管理的重要负担。肥胖增加多种疾病的发病风险。研究显示，BMI 越高，胰岛素抵抗越严重；BMI 每增加 1kg/m^2，心力衰竭风险增加 6%、心肌梗死风险增加 4%；BMI 每增加 5kg/m^2，糖尿病肾病风险增加 43%。

体重管理不仅是 2 型糖尿病治疗的重要环节，多项研究已证实，减重还可以延缓糖尿病前期进展为 2 型糖尿病。超重和肥胖的 2 型糖尿病患者通过合理的体重管理，不仅可以改善血糖控制、减少降糖药物的使用，其中有部分糖尿病患者还可以停用降糖药物，达到糖尿病"缓解"的状态。此外，体重管理对糖尿病患者的代谢相关指标，如血压、血脂等，同样具有改善作用。临床证据显示，体重管理可以明显改善 2 型糖尿病患者的血糖控制、胰岛素抵抗和胰岛 β 细胞功能。

超重和肥胖糖尿病患者的短期减重目标为 3 ~ 6 个月减轻体重的 5% ~ 10%，对于已经实现短期目标的患者，应进一步制订长期（例如 1 年）综合减重计划。超重和肥胖成人 2 型糖尿病患者的体重管理策略包括生活方式干预、使用具有减重作用的降糖药或减肥药、代谢手术等综合手段。

以"健康体重"为中心的综合管理

一、治疗目标

针对超重和肥胖的 2 型糖尿病患者，体重减轻 3% ~ 5% 是体重管理的基本要求，亦可根据患者的具体情况，制订更严格的减重目标（例如减去基础体重的 5%、7%、15% 等）。肥胖患者体重减轻 5%～15% 或更多时，可以改善高血压、血脂异常、非酒精性脂肪肝，并促进 2 型糖尿病患者的血糖控制，降低 2 型糖尿病和心血管并发症的发生率。2016 年美国临床内分泌医师协会（AACE）发布的《肥胖患者综合治疗临床实践指南》对肥胖及伴有相关合并症患者的减重目标提出相关建议（表 3-4）。

表 3-4　肥胖及伴有相关合并症患者的减重目标

诊断	治疗目标	
	干预／减重目标	临床目标
代谢综合征	体重的 10%	预防 2 型糖尿病发生
糖尿病前期	体重的 10%	预防 2 型糖尿病发生
2 型糖尿病	体重的 5%～15% 或更多	降低糖化血红蛋白水平
		减少降糖药物种类和／或剂量
		缓解糖尿病，特别当糖尿病病程较短时
血脂异常	体重的 5%～15% 或更多	降低甘油三酯水平
		升高高密度脂蛋白胆固醇水平
		降低非高密度脂蛋白胆固醇水平
高血压	体重的 5%～15% 或更多	降低收缩压及舒张压水平
		减少降压药物种类和／或剂量
非酒精性脂肪肝		
脂肪变性	≥ 5% 的体重	减少肝细胞内的脂质
脂肪性肝炎	体重的 10%～40%	减少炎症及纤维化
多囊卵巢综合征	体重的 5%～15% 或更多	排卵
		月经规律
		减少多毛症
		增加胰岛素敏感性
		降低血浆雄激素水平

续表

诊断	治疗目标	
	干预 / 减重目标	临床目标
女性不孕	≥体重的 10%	排卵
		怀孕及活产
男性性腺轴功能减退症	体重的 5%～10% 或更多	增加血浆睾酮
阻塞性睡眠呼吸暂停	体重的 7%～11% 或更多	改善症状
		降低呼吸暂停低通气指数
哮喘 / 气道反应性疾病	体重的 7%～8% 或更多	改善第 1 秒用力呼气容积
		改善症状
骨关节炎	≥ 10% 的体重	改善症状
	加上运动时 5%～10% 或更多	提高功能
压力性尿失禁	体重的 5%～10% 或更多	降低尿失禁发生的频率
胃食管反流病	≥ 10% 的体重	降低症状发作频率及严重程度
抑郁症	未知	减少抑郁症状
		改善抑郁评分

二、改善生活方式减重治疗

1. 饮食方式

低能量、低脂、适量蛋白饮食，限制热量摄入、长期平衡膳食和个体化的原则。

超重和肥胖者需要调整其膳食以达到减少热量摄入的目的。膳食构成的基本原则为低能量、低脂肪、适量蛋白质、含复杂糖类（如谷类），同时增加新鲜蔬菜和水果在膳食中的比重，避免进食油炸食物，尽量采用蒸、煮、炖的烹调方法，避免加餐、饮用含糖饮料。合理的减重膳食应在膳食营养素平衡的基础上减少每日摄入的总热量，肥胖男性能量摄入建议为 1 500～

1 800kcal/d，肥胖女性建议为 1 200 ~ 1 500kcal/d，或在目前能量摄入水平基础上减少 500 ~ 700kcal/d。蛋白质、碳水化合物和脂肪提供的能量比应分别占总能量的 15% ~ 20%、50% ~ 55% 和 30% 以下。在有限的脂肪摄入中，尽量保证必需脂肪酸的摄入，同时要使多不饱和脂肪酸、单不饱和脂肪酸和饱和脂肪酸的比例维持在 1 ∶ 1 ∶ 1。保证丰富的维生素、矿物质和膳食纤维摄入。避免用极低能量膳食（即能量总摄入 < 600kcal/d 的膳食）。控制食盐摄入，食盐摄入量限制在每日 6g 以内。戒烟限酒，女性 1d 饮酒的酒精量 < 15g（15g 酒精相当于 350ml 啤酒、150ml 葡萄酒或 45ml 蒸馏酒），男性 < 25g，每周不超过 2 次。

2. 运动锻炼

运动是减重治疗中不可或缺的一部分。长期规律运动有利于减轻向心性肥胖，控制血压，进而降低心血管疾病风险。

运动治疗应在医师指导下进行。运动前须进行必要的评估，尤其是心肺功能和运动功能的医学评估（如运动负荷试验等）。运动项目的选择应结合患者的兴趣爱好，并与患者的年龄、存在的合并症和身体承受能力相适应。运动量和强度应当逐渐递增，最终目标应为每周运动 150min 以上，每周运动 3 ~ 5d。如无法做到 1 次 30min 的运动，短时的体育运动（如 10min），累计 30min/d，也是有益的。

（1）有氧运动：建议中等强度的运动（50% ~ 70% 最大心率，运动时有点用力，心跳和呼吸加快但不急促），包括快走、打太极拳、骑车、乒乓球、羽毛球和高尔夫球等。

（2）抗阻运动：如无禁忌证，建议每周进行 2 ~ 3 次抗阻运动（两次锻炼间隔 ≥ 48h），锻炼肌肉力量和耐力。锻炼部位应包括上肢、下肢、躯干等主要肌肉群，训练强度为中等。抗阻运动和有氧运动联合进行可获得更大程度的代谢改善。

3. 行为方式干预

行为方式干预通过包含营养师、护士、教育者、体育运动训练员或教练、心理咨询师等在内的多学科团队有效地落实。通过各种方式增加患者治疗的依从性，包括自我管理、目标设定、教育和解决问题的策略，心理评估、咨询和治疗、认知调整等。心理咨询师和精神科医生应该参与进食障碍、抑郁症、焦虑症等精神疾病和其他会削弱生活方式干预项目有效性的心理问题的治疗。

三、药物减重治疗

1. 药物治疗指征

以下情况可考虑药物治疗。

（1）食欲旺盛，餐前饥饿难忍，每餐进食量较多。

（2）合并高血压、血脂异常和脂肪肝。

（3）合并负重关节疼痛。

（4）肥胖引起呼吸困难或有阻塞性睡眠呼吸暂停综合征。

（5）BMI ≥ 24kg/m^2 且有上述并发症。

（6）BMI ≥ 28kg/m^2，不论是否有并发症，经过 3 个月的单纯饮食方式改善和增加活动量处理仍不能减重 5%，甚至体重仍有上升趋势者。

2. 常用药物

超重和肥胖的糖尿病患者选择降糖药物时应当综合考虑药物对体重的影响，并尽量减少增加体重的降糖药物，部分患者可考虑应用减重药物。

（1）具有减重作用的降糖药：具有不同程度减重效果的降糖药物包括二甲双胍、α- 糖苷酶抑制剂、SGLT2i、GLP-1RA。对 BMI ≥ 27kg/m^2 的 2 型糖尿病患者，可在生活方式干预的基础上使用 GLP-1RA 等药物。

（2）单纯减重药物：美国食品药品监督管理局（Food and Drug Administration，FDA）批准了在饮食、运动、行为疗法基础上辅助体重管理的药物。减重药包括芬特明、奥利司他（脂肪酶抑制剂）、氯卡色林（2C 型血清素受体激动剂）、芬特明 / 托吡酯复方片剂、纳曲酮 / 安非他酮复方制剂、利拉鲁肽（GLP-1RA），适用于 BMI ≥ 27kg/m^2 且患有一种或多种肥胖相关合并症（如 2 型糖尿病、高血压和血脂异常）的患者，其中国内仅批准奥利司他用于肥胖的治疗。药物治疗的前 3 个月，至少每个月应评估 1 次治疗的有效性与安全性。如果前 3 个月患者体重减轻 < 5%，或任何时候存在安全性或耐受性问题，都应考虑停药，选择其他药物或治疗方法。

四、代谢手术治疗

过度肥胖的成人 2 型糖尿病患者采取生活方式及药物治疗后，血糖仍然控制不佳，可考虑代谢手术治疗。来自国内的研究结果显示，手术 1 年后糖尿病缓解率可达 73.5%。与强化生活方式干预和降糖药物治疗相比，代谢手术能更有效地减轻体重和降低血糖，同时改善血脂、血压等代谢指标，降低糖尿病大血管及微血管并发症的发生风险，降低肥胖相关肿瘤的发生，提高生活质量，降低死亡率。

1. 代谢手术的多学科协作

建议代谢手术在由内分泌科、普外科、麻醉科等相关科室共同组成的多学科协作团队中进行。2 型糖尿病患者的手术治疗过程及围手术期处理可能涉及多个不同的临床学科，所以建议手术应在二级医院及以上的综合性医疗机构开展。术者应为有执业资质、经验丰富的胃肠外科医师，并接受过系统培训，掌握各种术式的治疗原理和操作准则。

2. 代谢手术的适应证

年龄在 18 ~ 60 岁，一般状况较好，手术风险较低，经生活方式干预和各种药物治疗难以控制的 2 型糖尿病（HbA1c > 7.0%）或伴发疾病，并符合以下条件（表 3-5），可考虑代谢手术治疗。

表 3-5　2 型糖尿病患者代谢手术适应证

BMI/（kg·m^{-2}）	临床情况	手术推荐等级
≥ 32.5	有或无合并症的 2 型糖尿病	可考虑手术
27.5 ~ < 32.5	有 2 型糖尿病，尤其存在其他心血管疾病风险因素时	慎选手术
25.0 ~ < 27.5	合并 2 型糖尿病，并有向心性肥胖且至少有高甘油三酯、高低密度脂蛋白胆固醇、高血压中的 2 项代谢综合征组分	暂不推荐

3. 代谢手术的禁忌证

①滥用药物、酒精成瘾、患有难以控制的精神疾病患者，以及对代谢手术的风险、获益、预期后果缺乏理解能力的患者；② 1 型糖尿病患者；③胰岛 β 细胞功能已明显衰竭的 2 型糖尿病患者；④有手术禁忌证者；⑤ BMI < 25kg/m^2；⑥妊娠期糖尿病及其他特殊类型的糖尿病。

4. 代谢手术的方式

代谢手术常用方式包括腹腔镜下胃袖状切除术、腹腔镜下 Roux-en-Y 胃旁路术和胆胰转流十二指肠转位术。

（1）胃袖状切除术：切除约 80% 的胃，留下"袖管"样的长管状胃通道，食物摄取受限。手术后 2 年，2 型糖尿病平均缓解率为 70%。手术不改变人体消化道结构，不产生营养物质缺乏，手术操作相对简单，术后并发症较少，并发症发病率及再次手术率是所有代谢手术中最低的。此手术是中重度肥胖伴 2 型糖尿病的首选术式。

（2）胃旁路术：这一术式旷置了远端胃大部、十二指肠和部分空肠，既限制胃容量又减少营养吸收，使肠 - 胰岛轴功能恢复正常。随访 5 年，2 型糖尿病缓解率为 83%。该术式操作较为复杂，创伤大，并发症发生率高，术后须监测与补充营养物质。用于 2 型糖尿病病程相对较长、需要减重更多的患者。

（3）胆胰转流十二指肠转位术：虽然减重效果好，2 型糖尿病缓解率可达 95%，但手术操作极为复杂，并发症和死亡率均较高，容易出现维生素、微量元素、营养物质（特别是蛋白质）缺乏，术后必须严格监控营养代谢紊乱状况，并予以补充。对于 BMI ≥ 50kg/m^2 的严重肥胖伴 2 型糖尿病患者可以选择胆胰转流十二指肠转位术。目前临床上较少使用。

5. 代谢手术的疗效判定

术后仅用生活方式治疗可使 HbA1c ≤ 6.5%，空腹血糖 ≤ 5.6mmol/L，可视为 2 型糖尿病缓解。

6. 代谢手术的风险

手术治疗肥胖伴 2 型糖尿病有一定的短期和长期风险。多项荟萃分析显示，胃旁路术后 30 天死亡率为 0.3%～0.5%，90 天死亡率为 0.35%。深静脉血栓形成和肺栓塞是手术引起死亡的重要原因。术后并发症还包括出血、吻合口瘘、消化道梗阻、溃疡等。远期并发症包括营养缺乏、胆石症、内疝形成等。我国尚缺少手术治疗与药物治疗的随机对照研究，特别是以并发症为终点的前瞻性研究。

7. 代谢手术的管理

术前筛选及评估：由具有内分泌专业知识的内科医师对内科治疗效果不佳的糖尿病患者进行筛选，并对具有代谢手术适应证的患者进行术前评估和术后管理。

（李肖珏　陈燕燕）

参考文献

[1] JI L, HU D, PAN C, WENG J, et al. Primacy of the 3B approach to control risk factors for cardiovascular disease in type 2 diabetes patients[J]. Am J Med, 2013, 126(10): e11-22.

[2] KNOWLER W C, BARRETT-CONNOR E, FOWLER S E, et al. Diabetes Prevention Program Research Group. Reduction in the incidence of type 2 diabetes with lifestyle intervention or metformin[J]. The New England Journal of Medicine, 2002, 346: 393-403.

[3] GARVEY W T, RYAN D H, HENRY R, et al. Prevention of type 2 diabetes in subjects with prediabetes and metabolic syndrome treated with phentermine and topiramate extended release[J]. Diabetes Care, 2014, 37: 912-921.

[4] TORGERSON J S, HAUPTMAN J, BOLDRIN M N, et al. XENical in the prevention of Diabetes in Obese Subjects (XENDOS) study: a randomized study of orlistat as an adjunct to lifestyle changes for the prevention of type 2 diabetes in obese patients[J]. Diabetes Care, 2004, 27: 155-161.

[5] Le ROUX C W, ASTRUP A, FUJIOKA K, et al. SCALE Obesity Prediabetes NN8022-1839 Study Group. 3 years of liraglutide versus placebo for type 2 diabetes risk reduction and weight management in individuals with prediabetes: a randomised, double-blind trial[J]. Lancet, 2017, 389: 1399-1409.

[6] BOOTH H, KHAN O, PREVOST T, et al. Incidence of type 2 diabetes after bariatric surgery: population- based matched cohort study[J]. Lancet Diabetes Endocrinol, 2014, 2: 963-968.

[7] SCHAUER P R, MINGRONE G, IKRAMUDDIN S, et al. Clinical outcomes of metabolic surgery: efficacy of glycemic control, weight loss, and remission of diabetes[J]. Diabetes Care, 2016, 39(6):

902-911.

[8] STEVEN S, HOLLINGSWORTH K G, AL-MRABEH A, et al. Very low-calorie diet and 6 months of weight stability in type 2 diabetes: pathophysiological changes in responders and nonresponders [J]. Diabetes Care，2016，39(5): 808-815.

[9] American Diabetes Association. 8. Obesity management for the treatment of type 2 diabetes: standards of medical care in diabetes-2019 [J]. Diabetes Care，2019，42（Suppl 1）: S81-S89.

[10] JENSEN M D, RYAN D H, APOVIAN C M, et al. 2013 AHA/ACC/ TOS guideline for the management of overweight and obesity in adults: a report of the American College of Cardiology/American Heart Association Task Force on Practice Guidelines and The Obesity Society [J]. Circulation，2014，129(25 Suppl 2): S102-138.

[11] 中华医学会内分泌学分会. 中国 2 型糖尿病合并肥胖综合管理专家共识 [J]. 中华内分泌代谢杂志，2016，32(8): 623-627.

[12] GARVEY W T, MECHANICK J I, BRETT E M, et al. American association of clinical endocrinologists and American college of endocrinology comprehensive clinical practice guidelines for medical care of patients with obesity [J]. Endocrine Practice，2016，22（Sup 3）: 1-203.

[13] 内分泌系统疾病基层诊疗指南编写专家组. 肥胖症基层诊疗指南（2019 年）[J]. 中华全科医师杂志，2020，19(2): 95-101.

[14] 中华医学会糖尿病学分会. 中国 2 型糖尿病防治指南 (2017 年版) [J]. 中华糖尿病杂志，2018，10(1): 4-67.

[15] YU H, DI J, BAO Y, et al. Visceral fat area as a new predictor of short-term diabetes remission after Roux-en-Y gastric bypass surgery in Chinese patients with a body mass index less than 35 kg/m^2[J]. Surgery for Obesity and Related Diseases，2015，11(1): 6-11.

[16] SJÖSTRÖM L, PELTONEN M, JACOBSON P, et al. Association of bariatric surgery with long-term remission of type 2 diabetes and

with microvascular and macrovascular complications [J]. JAMA，2014，311(22): 2297-2304.

[17] SCHAUER P R, BHATT D L, KIRWAN J P, et al. Bariatric surgery versus intensive medical therapy for diabetes-5-year outcomes [J]. The New England Journal of Medicine，2017，376(7): 641-651.

[18] TU Y, YU H, BAO Y, et al. Baseline of visceral fat area and decreased body weight correlate with improved pulmonary function after Roux-en-Y gastric bypass in Chinese obese patients with BMI 28-35 kg/m² and type 2 diabetes: a 6-month follow-up[J]. BMC Endocrine Disorders，2015，15: 26.

[19] YU H, CHEN J, LU J, et al. Decreased visceral fat area correlates with improved arterial stiffness after Roux-en-Y gastric bypass in Chinese obese patients with type 2 diabetes mellitus: a 12-month follow-up[J]. Surgery for Obesity and Related Diseases，2016，12(3): 550-555.

[20] YU H, ZHANG L, BAO Y, et al. Metabolic syndrome after Roux-en-Y gastric bypass surgery in Chinese obese patients with type 2 diabetes[J]. Obesity Surgery，2016，26(9): 2190-2197.

[21] 刘兴振, 邹大进. 胃肠减肥术围手术期管理要点 [J]. 中国实用内科杂志，2012，32(10): 754-756.

[22] 纪立农. 手术治疗 2 型糖尿病：证据和立场 [J]. 中国糖尿病杂志，2012，20(4): 241-244.

[23] MECHANICK J I, APOVIAN C, BRETHAUER S, et al. Clinical Practice Guidelines for the Perioperative Nutrition, Metabolic, and Nonsurgical Support of Patients Undergoing Bariatric Procedures-2019 Update: Cosponsored by American Association Of Clinical Endocrinologists/American College of Endocrinology, the Obesity Society, American Society For Metabolic & Bariatric Surgery, Obesity Medicine Association, and American Society of Anesthesiologists-Executive Summary[J]. Endocr Pract，2019，

　　　25(12): 1346-1359.

[24] RUBINO F, KAPLAN L M, SCHAUER P R, et al. The Diabetes Surgery Summit Consensus Conference: recommendations for the evaluation and use of gastrointestinal surgery to treat type 2 diabetes mellitus [J]. Ann Surg，2010，251(3): 399-405.

[25] ABBATINI F, CAPOCCIA D, CASELLA G, et al. Type 2 diabetes in obese patients with body mass index of 30-35 kg/m^2: sleeve gastrectomy versus medical treatment [J]. Surgery for Obesity and Related Diseases，2012，8(1): 20-24.

[26] DEITEl M. Surgery for diabetes at lower BMI: some caution [J]. Obesity Surgery, 2008, 18(10): 1211-1214.

[27] 张辰, 赵宏志, 钱东, 等. 腹腔镜胃旁路术与药物治疗肥胖合并 2 型糖尿病疗效比较分析 [J]. 中国实用外科杂志, 2016, 36(10): 1096-1100.

[28] SCHAUER P R, KASHYAP S R, WOLSKI K, et al. Bariatric surgery versus intensive medical therapy in obese patients with diabetes[J]. The New England Journal of Medicine，2012，366(17): 1567-1576.

[29] DIXON J B, Le ROUX C W, RUBINO F, et al. Bariatric surgery for type 2 diabetes [J]. Lancet，2012，379(9833): 2300-2311.

[30] MINGRONE G, PANUNZI S, De GAETANO A, et al. Bariatric surgery versus conventional medical therapy for type 2 diabetes[J]. The New England Journal of Medicine，2012，366(17): 1577-1585.

糖尿病患者的血糖管理

一、2 型糖尿病防治中的三级预防目标

一级预防目标是控制 2 型糖尿病的危险因素，预防 2 型糖尿病的发生；二级预防目标是早发现、早诊断、早治疗 2 型糖尿病患者，在已诊断的患者中预防糖尿病并发症的发生；三级预防目标是延缓已存在的糖尿病并发症的进展、降低致残率和死亡率，改善患者的生存质量。

二、二级预防的策略

2 型糖尿病防治中的二级预防是指在高危人群中开展糖尿病筛查，及时发现糖尿病、进行健康干预等，在已诊断的患者中预防糖尿病并发症的发生。

（一）高危人群的糖尿病筛查

高危人群的发现可以通过居民健康档案、基本公共卫生服务及机会性筛查（如在健康体检中或在进行其他疾病的诊疗时）等渠道。糖尿病筛查有助于早期发现糖尿病，提高糖尿病及其并发症的防治水平。因此，应针对高危人群进行糖尿病筛查。

1. 糖尿病筛查的年龄和频率

对于糖尿病成年高危人群包括：有糖尿病前期史；年龄 ≥ 40 岁；体重指数 ≥ 24kg/m^2 和 / 或向心性肥胖（男性腰围 ≥ 90cm，女性腰围 ≥ 85cm）；一级亲属有糖尿病史；缺乏体力活动者；有巨大儿分娩史或有妊娠期糖尿病病史的女性；有多囊卵巢综合征病史的女性；有黑棘皮病者；有高血压史，或正在接受降压治疗者；高密度脂蛋白胆固醇 < 0.90mmol/L 和 / 或甘油三酯 > 2.22mmol/L，或正在接受调脂药治疗者；有动脉粥样硬化性心血管疾病史；有类固醇类药物使用史；长期接受抗精神病药物或抗抑郁症药物治疗。宜及早开始进行糖尿病筛查；首次筛查结果正常者，宜每 3 年至少重复筛查

1次。

2. 糖尿病筛查的方法

对于具有至少一项危险因素的高危人群应进一步进行空腹血糖或任意点血糖筛查，其中空腹血糖筛查是简单易行的方法，宜作为常规的筛查方法，但有漏诊的可能性。如果空腹血糖 ≥ 6.1mmol/L 或随机血糖 ≥ 7.8mmol/L 时，建议行 OGTT（同时检测空腹血糖和糖负荷后 2h 血糖）。也推荐采用中国糖尿病风险评分表，对 20 ~ 74 岁普通人群进行糖尿病风险评估。该评分表的制订源自 2007 至 2008 年全国 14 省（自治区、直辖市）的糖尿病流行病学调查数据，评分值的范围为 0 ~ 51 分，总分 ≥ 25 分者应进行 OGTT。

（二）生活方式干预

生活方式干预主要包括：健康教育、合理饮食、规律运动、戒烟、限酒、控制体重、重视促进心理健康等。

（三）血糖控制

糖尿病控制与并发症试验（diabetes control and complications trial，DCCT）、英国前瞻性糖尿病研究（UK prospective diabetes study，UKPDS）等严格控制血糖的临床研究结果显示，在处于糖尿病早期阶段的患者中，严格控制血糖可以显著降低糖尿病微血管病变的发生风险。随后的长期随访结果显示，早期严格控制血糖与长期随访中糖尿病微血管病变、心肌梗死及死亡的发生风险下降相关。上述结果表明，对于新诊断的 2 型糖尿病患者，早期进行严格控制血糖可以降低糖尿病微血管和大血管病变的发生风险。

对于新诊断、年轻、无严重并发症或合并症的 2 型糖尿病患者，建议及早严格控制血糖，以降低糖尿病并发症的发生风险。

（四）血糖监测

推荐 2 型糖尿病合并心血管疾病患者进行规律的血糖监测。HbA1c 在临床上已作为评估长期血糖控制状况的金标准，在治疗之初建议至少每 3 个月检测 1 次，达标后每 6 个月检测 1 次。

糖化白蛋白（glycosylated albumin，GA）反映 2 ~ 3 周的平均血糖水平，是评价短期糖代谢控制的指标。短期住院调整降糖治疗方案的 2 型糖尿病合并心血管疾病患者可考虑 2 ~ 3 周测定 1 次 GA。

所有患者均应进行自我血糖监测（self-blood glucose monitoring，SMBG），根据降糖治疗方案的不同，推荐采取不同的 SMBG 方案。特殊人群（围手术期患者、低血糖高危人群、危重症患者、老年患者等）的监测，应实行个体化的监测方案。

以下情况可以考虑进行持续葡萄糖监测（continuous glucose monitoring，CGM）：①需要胰岛素强化治疗的患者。②在 SMBG 的指导下使用降糖药物治疗，仍出现下列情况之一。无法解释的严重低血糖或反复低血糖、无症状低血糖、夜间低血糖；无法解释的高血糖；血糖波动大；出于对低血糖的恐惧，刻意保持高血糖状态者。③围手术期胰岛素治疗的患者。

三、三级预防的策略

三级预防是指延缓 2 型糖尿病患者并发症的进展，降低致残率和死亡率，从而改善生活质量和延长寿命。

微血管并发症是糖尿病的特异表现，降糖治疗能有效降低其发生率。DCCT 和 UKPDS 研究显示：HbA1c 增高与微血管并发症之间呈线性相关。DCCT 研究中，HbA1c 下降 2% 可显著降低视网膜病和肾病发生与进展的风险。严格控制血糖可有效降低糖尿病微血管并发症，但单纯管理血糖对降低心血管事件发生的作用较弱，即使对于 ASCVD 的一级预防也需较长时间（10 年以上）；对 ASCVD 的二级预防尚缺乏有力证据。UKPDS 研究后续分析显示，HbA1c 每降低 1%，心肌梗死风险降低 14%。

多项大规模随机对照研究评价了强化血糖控制对病程较长或合并心血管疾病的糖尿病患者大血管事件的影响，目前未发现 7 年内有大血管获益。VADT、ACCORD 和 ADVANCE 研究的荟萃分析显示，HbA1c 每降低 1%，可使非致死性心肌梗死的相对风险降低 15%，但不影响脑卒中或全因死亡的发生率。强化治疗组低血糖更常见，但低血糖对 ASCVD 事件发生的作用并不明确，可能与血糖波动有关，且多数患者血糖未达标，这可能与研究入选的糖尿病患者病程较长有关。ORIGIN 研究纳入 ASCVD 高危伴有 IFG、IGT 或 2 型糖尿病的患者，随机分配到甘精胰岛素组（目标空腹血糖水平 5.3mmol/L）和标准治疗组，随访 6.2 年，两组心血管事件发生率相同。近年来一些新型降糖药物如 GLP-1RA 和 SGLT2i 对保护心血管有明显的益处。

血糖和心血管预后之间存在 J 形或 U 形曲线关系，即低血糖和高血糖都会产生负面影响。低血糖诱导儿茶酚胺释放增多，加重心肌缺血和诱发心律失常。降糖治疗对急性心肌梗死患者的获益仅见于血糖显著升高的患者（ > 10mmol/L），对于有严重合并症的患者不宜严格控制血糖。此时，建议使用胰岛素，将血糖水平控制在 6 ~ 10mmol/L。

因此，血糖控制目标应综合考虑患者的年龄、糖尿病病程、合并心血管疾病的严重程度、低血糖风险等情况。总体建议 HbA1c 目标应控制在 7.0% ~ 8.5%，但更要确定个体化 HbA1c 控制目标。一般情况下不应快速降糖，特别注意防范低血糖。降糖治疗应尽量避免超重或肥胖患者的体重继续增加。降糖治疗的安全性比疗效更重要。

1. 2 型糖尿病合并心血管疾病患者的血糖控制目标

（1）年龄 < 65 岁、糖尿病病程 < 10 年、预期存活期 > 15 年、无严重心血管疾病［如心力衰竭 A 期（前心力衰竭阶段）、B 期（前临床心力衰竭阶段）或 C 期（临床心力衰竭阶段）或仅合并高血压、缺血性脑卒中］者，推荐 HbA1c 控制目标 < 7%。

（2）糖尿病病程 > 10 年、预期存活期 5 ~ 15 年、伴严重心血管疾病［如合并 ASCVD、心力衰竭 C 期（临床心力衰竭阶段）或 D 期（终末期心力衰竭阶段）拟进行进一步治疗（左心室辅助装置、移植）］者，推荐 HbA1c 控制目标 7% ~ 8%。

（3）高龄（ > 75 岁）、糖尿病病程 > 10 年、预期存活期 < 5 年伴严重心血管疾病者，推荐 HbA1c 控制目标 8.0% ~ 8.5%，但需避免高血糖所造成的直接损害。

2. 2 型糖尿病合并心血管疾病患者的低血糖预防

（1）预防低血糖症是糖尿病管理的重要组成部分，2 型糖尿病合并心血管疾病患者尤其需要注意，以降低心律失常和心肌缺血风险。

（2）预防低血糖需要对患者进行低血糖风险的个体化评估，设定个体化的 HbA1c 目标。增加低血糖风险的因素包括：①使用胰岛素或胰岛素促泌剂（如磺脲类）；②肾功能或肝功能受损；③糖尿病病程较长；④虚弱和高龄；⑤认知障碍；⑥拮抗胰岛素作用的激素分泌受损；⑦可能影响对低血糖的行为反应的身体或智力残疾；⑧饮酒；⑨多种合并药物（特别是 ACEI、ARB、非选择性 β 受体拮抗剂）。

（3）如出现无症状低血糖或严重低血糖事件，应重新评估治疗方案，尤其是方案中可能增加低血糖风险的药物。建议治疗方案调整为包含具有心血管获益证据且不增加低血糖风险的 SGLT2i 或 GLP-1RA 在内的二联或三联降糖治疗方案，停用增加低血糖风险的药物（如胰岛素或胰岛素促泌剂）或减少其剂量。

（4）对于部分患者，SMBG 和 CGM 是评估治疗和检测低血糖的重要工具。

（5）教育患者了解增加低血糖风险的情况，例如禁食、延迟进餐、饮酒、剧烈运动等，以及平衡降糖药物、碳水化合物摄入量及运动之间的关系。

3. 心血管疾病危重症 2 型糖尿病患者的血糖管理

（1）加强血糖监测并控制血糖在 7.8～10.0mmol/L 可以使危重症患者获益。

（2）如血糖持续超过 10.0mmol/L，应开始胰岛素治疗。

（3）对低血糖易感者可以根据患者的临床及合并症状况确定个体化血糖控制目标。

（4）强烈推荐静脉注射胰岛素控制血糖，胰岛素剂量应依据每小时血糖监测结果进行调整，并应避免发生严重低血糖。

（5）建议采用快速血糖仪频繁进行毛细血管血糖监测。目前 CGM 在临床预后、安全性或成本效益的数据不足，暂不推荐应用于危重症监护。

（谷伟军　陆菊明）

参考文献

[1] 中华医学会糖尿病学分会. 中国 2 型糖尿病防治指南（2020 年版）[J]. 中华糖尿病杂志，2021，13(4)：315-409.

[2] 中华医学会内分泌学分会，中华医学会糖尿病学分会，中国医师协会内分泌代谢科医师分会，等. 中国成人糖尿病前期干预的专家共识 [J]. 中华内分泌代谢杂志，2020，36(5): 371-380.

[3] 糖尿病筛查和诊断：WS 397—2012 [M]. 北京：中国标准出版社，1992.

[4] YANG W, LU J, WENG J, et al. Prevalence of diabetes among men

and women in China[J]. The New England Journal of Medicine，2010，362(12): 1090-1101.

[5] ZHOU X, QIAO Q, JI L, et al. A non-laboratory based risk assessment algorithm for undiagnosed type 2 diabetes developed on a nation-wide diabetes survey[J]. Diabetes Care，2013，36(12): 3944-3952.

[6] HAYDEN M R. Intensive blood-glucose control with sulphonylureas or insulin compared with conventional treatment and risk of complications in patients with type 2 diabetes (UKPDS 33) [J]. Lancet，1998，352: 837-853.

[7] NATHAN D M, CLEARY P A, BACKLUND J Y, et al. Intensive diabetes treatment and cardiovascular disease in patients with type 1 diabetes[J]. The New England Journal of Medicine，2005，353(25): 2643-2653.

[8] HOLMAN R R, PAUL S K, BETHEL M A, et al. 10-year follow-up of intensive glucose control in type 2 diabetes[J]. The New England Journal of Medicine，2008，359(15): 1577-1589.

[9] 国家健康卫生委员会能力建设和继续教育中心. 糖尿病患者合并心血管疾病诊治专家共识 [J]. 中华糖尿病杂志，2021，60(5): 421-437.

[10] 潘长玉. 2 型糖尿病强化降糖治疗与预防心血管病的思考和策略 [J]. 中华内分泌代谢杂志，2009，25(1): 1-4.

[11] 陆菊明. ORIGIN 研究对中国糖尿病治疗的临床意义 [J]. 解放军医学杂志，2012，37(8): 753-755.

糖尿病患者的血压管理

糖尿病伴高血压和/或血脂异常的患者，与单纯糖尿病的患者相比，心血管疾病的发生风险升高 6 倍。因而，糖尿病患者的血压管理对于心血管疾病的预防尤为重要。

一、血压及相关评估

（一）血压测量及评估

1. 诊室血压

适用于高血压的诊断、分级以及降压疗效的观察。非同日三次诊室血压 ≥ 140/90mmHg 可诊断高血压（表 3-6）。

表 3-6　诊室血压、动态血压监测及家庭自测血压的高血压诊断标准

分类	收缩压 /mmHg		舒张压 /mmHg
诊室测量血压	≥ 140	和 / 或	≥ 90
动态血压监测			
白天	≥ 135	和 / 或	≥ 85
夜间	≥ 120	和 / 或	≥ 70
24h	≥ 130	和 / 或	≥ 80
家庭自测血压	≥ 135	和 / 或	≥ 85

诊室血压测量方法的关键点：

（1）测量环境安静，无噪声，测量前 30min 内不饮用咖啡或酒，不吸烟，保持情绪平稳，测量前安静休息至少 5min。

（2）测量坐位上臂血压，上臂应置于心脏水平；取 2 次读数的平均值记录，如 2 次读数相差 5mmHg 以上，可取 3 次读数的平均值，同时测定脉率。

（3）使用经过验证的上臂式医用电子血压计，房颤等心律不齐者应选择水银柱血压计，需要测定心率。

（4）糖尿病、老年或曾发生直立性低血压的患者应加测立位血压，即起立后 1min 和 3min 时的血压。

2. 动态血压监测

适用于诊断"白大衣高血压"、隐蔽性高血压和单纯夜间高血压；评估 24h 血压昼夜节律，了解药物治疗的效果，发现直立性低血压、餐后低血压等；评估全天（包括清晨和夜间）血压的控制情况。动态血压满足以下任一条件即可诊断高血压（表 3-6）。

（1）24h 平均收缩压（systolic blood pressure，SBP）≥ 130mmHg 和 / 或舒张压（diastolic blood pressure，DBP）≥ 80mmHg。

（2）白天平均 SBP ≥ 135mmHg 和 / 或 DBP ≥ 85mmHg。

（3）夜间平均 SBP ≥ 120mmHg 和 / 或 DBP ≥ 70mmHg。

优点：一日多次测量可反映血压节律，诊室外测量可避免"白大衣效应"，无测量者误差，可测量夜间睡眠时血压。

缺点：对于严重失眠者和肥胖上臂围很粗的患者，评估效果受限。

3. 家庭血压监测

适用于一般患者的血压监测，可用以鉴别"白大衣高血压"、隐匿性高血压和难治性高血压，评价血压的长时变异，辅助评价降压疗效等。家庭血压监测用于高血压辅助诊断时应谨慎，确保使用经认证的上臂式电子血压计，测量时符合操作要求。采用数天多次测量结果的平均值作为高血压诊断依据。诊断标准 SBP ≥ 135mmHg 和 / 或 DBP ≥ 85mmHg（表 3-6）。

优势：诊室外测量可避免"白大衣效应"；方便、可操作性强，适合患者长期血压监测；可用于评估数日、数月或更长时间的血压变化情况；增强患者诊疗的参与意识，改善患者治疗依从性。但家庭自测血压须规范测量，如不规范会影响血压的评价。

（二）靶器官损害的评估

糖尿病合并高血压的患者应进行高血压相关靶器官损害的评估。

（1）心脏损害：左室肥厚，通过心电图及超声心动图诊断。

（2）血管损害：血管结构或功能损害，通过颈动脉超声和动脉脉搏波传导速度（pulse wave velocity，PWV）诊断。

（3）肾脏损害：尿白蛋白 / 肌酐、尿常规、eGFR 或血肌酐。

（三）心血管危险分层

糖尿病合并心血管高危因素的患者血压管理应基于心血管危险分层的管理原则。糖尿病合并高血压（1～3 级）均为心血管高危。

二、糖尿病合并高血压管理

糖尿病合并高血压患者的血压控制目标为 130/80mmHg 以下，老年人及高龄老人应根据个体耐受性等因素综合确定。

（一）生活方式干预

所有糖尿病合并高血压的患者均应采取生活方式干预，预防或控制高血压，降低心血管疾病发生风险。主要包括：每日食盐摄入量 < 6g，增加钾摄入；控制体重；戒烟，避免被动吸烟；中等强度运动，每周 4～7 次，每次持续 20 分钟以上；减轻精神压力，保持心理平衡。

（二）药物治疗

糖尿病患者的血压 ≥ 140/90mmHg 时应开始药物降压治疗，在治疗中只要肾功能 eGFR > 30ml/（min•1.73m^2）时可以启动以肾素 - 血管紧张素系统抑制剂（renin-angiotensin system inhibitors，RASI）为基础的联合药物治疗方案或者 RASI 的大剂量方案，将血压控制在 < 130/80mmHg。

药物治疗原则：

（1）选择以 RASI 为基础的降压药物（ACEI 或 ARB）。

（2）起始常规剂量，选单药时，优先选择长效可维持 24h 的药物，如能耐受可增加剂量或联合治疗；优选推荐单片复方制剂，老年人及高龄老年人初始治疗要注意安全，以采用可耐受的最大剂量。

（3）稳定控制血压，避免低血压发生：关注糖尿病患者尤其老年、合并自主神经功能受损患者直立性低血压、餐后低血压的检出。

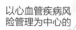

（三）糖尿病患者降压药物及联合用药的选择

糖尿病伴高血压降压药物选择：优先推荐 A 类，ACEI、ARB；其次，选用 C 类，二氢吡啶类钙通道阻滞剂（calcium channel blocker，CCB）；D 类，利尿剂适用于高容量负荷；B 类，β 受体拮抗剂在高交感及伴有冠心病或心力衰竭患者中推荐应用（表 3-7）。

表 3-7 常用降压药的强适应证（合并危险因素、靶器官损害部分）

适应证	CCB	ACEI	ARB	利尿剂	β 受体拮抗剂
糖尿病	±	+	+	±	−
蛋白尿 / 微量白蛋白尿	−	+	+		
肾功能不全 [eGFR 30 ~ 59ml/（min•1.73m²）]	±	+	+	+	−
老年人	+	+	+	+	±
血脂异常	±	+	+	−	−

注：CCB. 二氢吡啶类钙通道阻滞剂；ACEI. 血管紧张素转换酶抑制剂；ARB. 血管紧张素 Ⅱ 受体拮抗剂；+. 适用；−. 证据不足或不适用；±. 可能适用。

常用的联合用药方案：A + C（适用于糖尿病有动脉硬化），A + D（适用于糖尿病有容量增高），优先推荐单片固定复方（single-pill combination，SPC），必要时 A + C + D。

（四）血压随访和长期管理

对于血压控制未达标患者，应在治疗后 2 ~ 4 周随访；血压控制达标者随访周期可延长至 3 个月 1 次。完善高血压急症、难治性高血压及控制稳定的患者双向转诊制度。

三、糖尿病合并心血管疾病患者的血压管理

（一）血压评估

以诊室血压为基础；鼓励患者进行家庭血压测量；怀疑存在"白大衣高血压"、隐匿性高血压、难治性高血压等情况时建议进行动态血压监测。

（二）血压管理

糖尿病合并心血管疾病降压目标，血压 < 130/80mmHg；合并慢性肾病降压目标，血压 < 130/80mmHg；合并脑血管病降压目标，血压 < 140/90mmHg；80 岁以上患者或有严重慢性疾病（如需要长期护理，慢性疾病终末期）者，血压可控制在 150/90mmHg 以下。

（1）生活方式干预：同糖尿病合并高危因素患者。

（2）药物治疗：糖尿病合并心血管疾病患者均为高危患者，应立即开始降压药物治疗。

糖尿病合并心血管疾病患者的降压药物选择如下。

1）糖尿病患者首选 ACEI 和 ARB 降压治疗。

2）糖尿病合并心血管疾病患者如果血压未达标可联合治疗。伴有冠心病或者慢性肾病的患者推荐 A + C 或者 A + B（可采用 SPC），伴有脑卒中推荐 A + D，根据患者血压水平、合并症及其强适应证推荐用药、患者耐受性等因素选择合理的降压药物（表 3-8）等。

表 3-8　常用降压药的强适应证（合并心血管疾病部分）

适应证	CCB	ACEI	ARB	利尿剂	β 受体拮抗剂
糖尿病	±	+	+	±	-
稳定型冠心病	+	+[a]	+[a]	-	+
心肌梗死后	-[b]	+	+	+[c]	+
心力衰竭	-[e]	+	+	+	+
预防心房颤动	-	+	+	-	-

适应证	CCB	ACEI	ARB	利尿剂	β受体拮抗剂
脑血管病	+	+	+	+	±
蛋白尿 / 微量白蛋白尿	−	+	+	−	−
肾功能不全 [eGFR < 30ml/（min•1.73m^2）)	±	+	+	袢利尿剂	−

注：CCB.二氢吡啶类钙通道阻滞剂；ACEI.血管紧张素转换酶抑制剂；ARB.血管紧张素Ⅱ受体拮抗剂；+.适用；−.证据不足或不适用；±.可能适用。[a]冠心病二级预防；[b]对伴心肌梗死病史者可用长效 CCB 控制高血压；[c]螺内酯；[c]氨氯地平和非洛地平可用。

（资料来源：中国高血压防治指南 2018 年修订版 [J]. 心脑血管病防治，2019，19（1）：1-44.）

（3）随访和管理：对于血压控制未达标患者，应在治疗后 2 ~ 4 周随访，血压控制达标者随访周期可延长至 3 个月 1 次。应完善高血压急症、急性心脑血管事件发生和再发等患者及控制稳定患者的双向转诊制度。

（王鲁雁　孙宁玲）

参考文献

[1] ACCORD Study Group, CUSHMAN W C, EVANS G W, et al. Effects of intensive blood-pressure control in type 2 diabetes mellitus[J]. The New England Journal of Medicine，2010，362(17): 1575-1585.

[2] 中国高血压防治指南（2018 年修订版）[J]. 心脑血管病防治杂志，2019，19(1): 1-44.

[3] 2020 中国动态血压监测指南 [J]. 中国循环杂志，2021，36(4): 313-328.

[4] 2019 中国家庭血压监测指南 [J]. 中华高血压杂志，2019，27(8): 708-711.

[5] 国家基层高血压防治管理指南 2020 版 [J]. 中国循环杂志，

2021，3(36): 209-220.

[6] WILLIAMS B, MANCIA G, SPIERING W, et al. 2018 Practice Guidelines for the management of arterial hypertension of the European Society of Hypertension and the European Society of Cardiology: ESH/ESC Task Force for the Management of Arterial Hypertension[J]. Journal of Hypertension, 2018，36(12): 2284-2309.

[7] UNGER T, BORGHI C, CHARCHAR F, et al. 2020 International Society of Hypertension Global Hypertension Practice Guidelines[J]. Hypertension，2020，75(6): 1334-1357.

[8] PARVING H H, LEHNERT H, BROCHNER-MORTENSEN J, et al. The effect of irbesartan on the development of diabetic nephropathy in patients with type 2 diabetes[J]. The New England Journal of Medicine，2001，345(12): 870-878.

[9] PATEL A, MACMAHON S, CHALMERS J, et al. Effects of a fixed combination of perindopril and indapamide on macrovascular and microvascular outcomes in patients with type 2 diabetes mellitus (the ADVANCE trial): a randomised controlled trial[J]. Lancet, 2007, 370(9590): 829-840.

[10] GIBBONS C H, SCHMIDT P, BIAGGIONI I, et al. The recommendations of a consensus panel for the screening, diagnosis, and treatment of neurogenic orthostatic hypotension and associated supine hypertension[J].Journal of Neurology, 2017, 264(8): 1567-1582.

[11] COOPER-DEHOFF R M, GONG Y, HANDBERG E M, et al. Tight blood pressure control and cardiovascular outcomes among hypertensive patients with diabetes and coronary artery disease[J]. JAMA, 2010, 304(1): 61-68.

糖尿病患者的血脂管理

"没有胆固醇就没有动脉粥样硬化",以胆固醇管理为核心的血脂管理是糖尿病患者心血管疾病风险综合管理的关键环节。ASCVD 风险高危、极高危、超高危的糖尿病患者是血脂管理的重点人群,建议按下述六个步骤进行规范化血脂管理。

一、血脂检测评估

（1）检测空腹血脂四项,包括：TC、甘油三酯、HDL-C、LDL-C。

（2）计算得出非 HDL-C：非 HDL-C = TC-HDL-C。

二、识别降脂对象

依据本文推荐的糖尿病患者心血管疾病风险评估表（见本书"第三章第一节"）,识别出 ASCVD 风险高危、极高危、超高危的糖尿病患者,并建议采用风险增强因素对 ASCVD 中危的糖尿病患者进行风险再评估,识别出其中潜在的 ASCVD 高危的糖尿病患者。上述糖尿病患者是启动药物降脂治疗的重点对象。

三、明确降脂靶点

LDL-C 是糖尿病患者降低 ASCVD 风险的第一降脂靶点,非 HDL-C 为第二降脂靶点（尤其伴有甘油三酯升高和 / 或 HDL-C 降低时）。

HDL-C 是心血管危险因素,用于 ASCVD 风险评估,不是药物降脂靶点。

甘油三酯本身不是降低 ASCVD 风险的降脂靶点,但甘油三酯升高时残粒胆固醇增多,后者致动脉粥样硬化;因此甘油三酯升高是增强 ASCVD 发生风险的因素。当甘油三酯严重升高（至少 2 次空腹甘油三酯显著升高达 5.65mmol/L 且除外高脂饮食、饮酒、超重、血糖控制差、药物等继发性因素）时，甘油三酯是降低自发性胰腺炎风险的治疗靶点。

TC 用于计算非 HDL-C，以及当 LDL-C 或 HDL-C 不可获得时作为替代 LDL-C 的危险因素用于 ASCVD 风险评估。

四、设定降脂目标

ASCVD 危险级别越高，降脂目标值越低（表 3-9）。值得注意的是，对于 ASCVD 极 / 超高危的糖尿病患者，若未治疗时基线 LDL-C 已在目标值以内，仍应启动药物降脂治疗使 LDL-C 降幅至少达 30%。

表 3-9　糖尿病患者的降脂靶点及目标值

单位：mmol/L

ASCVD 危险级别	ASCVD 降脂靶点		胰腺炎降脂靶点
	第一靶点 LDL-C	第二靶点非 HDL-C	TG
超高危	< 1.4，且降幅≥ 50%	< 2.2	基本目标< 5.65
极高危	< 1.8，且降幅≥ 50%	< 2.6	
高危	< 1.8	< 2.6	
中危	< 2.6	< 3.4	

注：ASCVD. 动脉粥样硬化性心血管疾病；LDL-C. 低密度脂蛋白胆固醇；HDL-C. 高密度脂蛋白胆固醇；TG. 甘油三酯。

五、选择降脂方案

健康生活方式是所有糖尿病患者血脂管理的基础（见"第三章　第三节至第六节"）。他汀类药物是降低 LDL-C 及 ASCVD 风险的基石，应首选中等强度他汀治疗。若他汀治疗 12 周不达标，建议联合依折麦布（10mg，每日 1 次）。ASCVD 极高危和超高危的糖尿病患者，使用他汀联合依折麦布仍不达标，建议联合 PCSK9 抑制剂治疗（依洛尤单抗，每 2 周 1 次，皮下注射，140mg；阿利西尤单抗，每 2 周 1 次，皮下注射 75mg 或 150mg）。

经充分他汀类药物治疗，ASCVD 高危及以上的糖尿病患者 LDL-C 已达标而甘油三酯仍持续 > 2.3mmol/L，建议首先予以生活方式干预；若甘油三酯仍不能改善可考虑联合大剂量、高纯度二十碳五烯酸乙酯（每日 2 次，口服，2g）或非诺贝特 / 苯扎贝特治疗以进一步降低 ASCVD 风险。至少 2 次空腹甘油三酯 ≥ 5.65mmol/L 且除外可纠正的继发性因素者，建议采用非诺贝特 / 苯扎贝特降低甘油三酯以预防胰腺炎，若不能达标或不耐受，建议联合或换用大剂量鱼油或烟酸治疗。注意 ASCVD 高危及以上的糖尿病患者应同时联合他汀类药物。

注意：无论何种方案均应长期坚持；若存在降脂方案不耐受，应评估获益与风险，或转诊上级医院。

六、安全监测与达标评估

启动药物治疗之前应常规进行肝功能、肌酸激酶测定，若存在明显异常（转氨酶升高达 3 倍及以上或肌酸激酶升高达 5 倍及以上），应先查找原因，经治疗至基本正常后，再启动降脂药物治疗。首次启动药物治疗后 6 周内应检测肝功能、肌酸激酶和血脂四项，初步评估安全性、疗效并了解患者的依从性；若安全耐受，3 个月后复查并根据血脂是否达标调整方案，若调整方案则 6 周内监测新方案的安全性；如此反复监测，直至安全并达标，此后应维持该方案、不建议减量或再次更改方案，每 6 至 12 个月复查 1 次，若出现安全或达标问题，则可以再次调整方案，并再按 6 周、3 个月、6 ~ 12 个月的安全监测与达标评估周期进行管理。

（郭远林）

参考文献

[1] 诸骏仁, 高润霖, 赵水平, 等. 中国成人血脂异常防治指南（2016年修订版）[J]. 中国循环杂志, 2016, 31(10): 937-953.

[2] 中国胆固醇教育计划调脂治疗降低心血管事件专家建议 (2019)[J]. 中华内科杂志, 2020(1): 18-22.

[3] 中国心血管病一级预防指南 [J]. 中华心血管病杂志, 2020,

48(12): 1000-1038.

[4] MACH F, BAIGENT C, CATAPANO A L, et al.ESC Scientific Document Group. 2019 ESC/EAS Guidelines for the management of dyslipidaemias: lipid modification to reduce cardiovascular risk[J]. European Heart Journal, 2020, 41(1): 111-188.

[5] GRUNDY S M, STONE N J, BAILEY AL, et al.2018 AHA/ACC/ AACVPR/AAPA/ABC/ACPM/ADA/AGS/APhA/ASPC/NLA/ PCNA Guideline on the Management of Blood Cholesterol: A Report of the American College of Cardiology/American Heart Association Task Force on Clinical Practice Guidelines[J]. Circulation, 2019, 139(25): e1082-e1143.

[6] ARNETT D K, BLUMENTHAL R S, ALBERT M A, et al. 2019 ACC/AHA Guideline on the Primary Prevention of Cardiovascular Disease: A Report of the American College of Cardiology/American Heart Association Task Force on Clinical Practice Guidelines[J]. Circulation, 2019, 140(11): e596-e646.

[7] COSENTINO F, GRANT P J, ABOYANS V, et al. ESC Scientific Document Group. 2019 ESC Guidelines on diabetes, pre-diabetes, and cardiovascular diseases developed in collaboration with the EASD[J]. European Heart Journal, 2020, 41(2): 255-323.

[8] KEARNEY P M, BLACKWELL L, COLLINS R, et al. Cholesterol Treatment Trialists' (CTT) Collaborators. Efficacy of cholesterol-lowering therapy in 18,686 people with diabetes in 14 randomised trials of statins: a meta-analysis[J]. Lancet, 2008, 371: 117-125.

[9] CHAPMAN M J, GINSBERG H N, AMARENCO P, et al. European Atherosclerosis Society Consensus Panel. Triglyceride-rich lipoproteins and high-density lipoprotein cholesterol in patients at high risk of cardiovascular disease: evidence and guidance for management[J]. European Heart Journal, 2011, 32: 1345-1361.

[10] GIUGLIANO R P, CANNON C P, BLAZING M A , et al. Benefit of

adding ezetimibe to statin therapy on cardiovascular outcomes and safety in patients with versus without diabetes mellitus: results from IMPROVE-IT (Improved Reduction of Outcomes: Vytorin Efficacy International Trial) [J]. Circulation, 2018, 137: 1571-1582.

[11] SABATINE M S, LEITER L A, WIVIOTT S D, et al. Cardiovascular safety and efficacy of the PCSK9 inhibitor evolocumab in patients with and without diabetes and the effect of evolocumab onglycaemia and risk of new-onset diabetes: a prespecified analysis of the FOURIER randomized controlled trial[J]. Lancet Diabetes Endocrinol, 2017, 5: 941-950.

[12] ODYSSEY OUTCOMES Committees and Investigators. Effects of alirocumab on cardiovascular and metabolic outcomes after acute coronary syndrome in patients with or without diabetes: a prespecified analysis of the ODYSSEY OUTCOMES randomised controlled trial[J]. Lancet Diabetes Endocrinol, 2019, 7(8): 618-628.

[13] 中华医学会心血管病学分会代谢性心血管疾病学组，中华心血管病杂志编辑委员会. 心血管病合并糖代谢异常患者心血管疾病风险综合管理中国专家共识 [J]. 中华心血管病杂志，2021，49(7): 656-672.

[14] MAKI K C, GUYTON J R, ORRINGER C E, et al. Triglyceride-lowering therapies reduce cardiovascular disease event risk in subjects with hypertriglyceridemia[J]. Journal Of Clinical Lipidology, 2016, 10: 905-914.

[15] BHATT D L, STEG P G, MILLER M, et al. REDUCE-IT Investigators. Cardiovascular risk reduction with icosapent ethyl for hypertriglyceridemia[J]. The New England Journal of Medicine, 2019, 380: 11-22.

糖尿病患者的抗栓管理

一、糖尿病合并心血管高危因素患者的抗栓治疗（心血管疾病一级预防）

近年来，糖尿病患者的心血管疾病一级预防抗栓策略一直是争论和讨论的焦点。阿司匹林是抗栓治疗的基石，研究证据最充足。一项荟萃分析发现，阿司匹林一级预防并不降低主要心血管不良事件（major adverse cardiovascular events，MACE）风险。但是亚组分析提示，阿司匹林预防主要血管事件的作用在糖尿病患者人群中可能更明显。2018 年 ASCEND 研究发现，无症状性冠心病患者中阿司匹林（100mg/d）对比安慰剂，可降低严重心血管事件风险 12%（$P = 0.01$），同时出血风险增加 29%，出血事件中消化道出血占 1/4，颅内出血及致死性出血 2 组间差异无统计学意义。值得注意的是，ASCEND 试验中只有 1/4 的患者接受了质子泵抑制剂（proton pump inhibitor，PPI）治疗，在研究中更广泛地使用 PPI 可能会扩大阿司匹林在一级预防中的益处。

建议对于没有心血管疾病的糖尿病患者，根据心血管危险因素分层和出血风险来决定是否应服用阿司匹林。对于心血管高危 / 极高危的糖尿病患者，如果 40 ~ 70 岁，且没有明确的出血风险，可考虑阿司匹林（75 ~ 100mg/d）作为心血管疾病的一级预防。对于心血管疾病风险中危的糖尿病患者，不推荐服用阿司匹林。

二、糖尿病合并心血管疾病的抗栓治疗策略（二级预防）

糖尿病合并心血管疾病患者抗栓治疗策略参照非糖尿病患者，但不同的是，糖尿病合并心血管疾病患者为血栓高风险人群，其抗栓药物选择、启动时机、治疗疗程方面与非糖尿病患者存在一定差异，须综合评估出血、血栓风险后，制订个体化抗栓方案。

（一） 糖尿病合并 ACS 患者抗栓方案选择

1. 急性期抗凝治疗方案

推荐所有糖尿病合并 ACS 患者确诊后，在抗血小板治疗的基础上根据缺血和出血风险、有效性 - 安全性评估应用肠外抗凝治疗，尤其在血运重建期间。对于行 PCI 的患者推荐应用肝素，PCI 期间根据体重调整剂量，静脉推注 70 ~ 100IU/kg，或 50 ~ 70IU/kg 并联合应用 GP IIb/IIIa 受体抑制剂。活化部分凝血活酶时间保持在 250 ~ 350s，若联合应用 GP IIb/IIIa 受体抑制剂则保持在 200 ~ 250s。

2. 急性期抗血小板治疗方案

推荐所有无禁忌证的患者口服阿司匹林起始剂量 150 ~ 300mg（或 75 ~ 250mg，静脉注射），随后继续 75 ~ 100mg，每日 1 次，长期维持治疗。无论是否计划行血管重建术，若无禁忌证或极高出血风险，推荐在阿司匹林基础上联合应用一种 P2Y12 受体抑制剂至少 12 个月。对于出血低风险人群，P2Y12 受体抑制剂优先选择替格瑞洛 90mg，每日 2 次，对于出血高 / 极高风险人群优先选择氯吡格雷。

3. 维持治疗

糖尿病合并 ACS 患者，若无禁忌证，无论支架类型如何，PCI 术后双联抗血小板治疗（dual antiplatelet therapy，DAPT）方案应为一种强效 P2Y12 受体抑制剂（优选替格瑞洛）联合阿司匹林应用 12 个月。包括 DAPT 和 PEGASUS-TIMI 54 在内的多项研究显示，可以耐受 DAPT 治疗且未发生出血并发症的 ACS 患者，若血栓风险较高，如合并糖尿病，在不增加主要或危及生命的出血事件风险的基础上应当考虑延长 DAPT 疗程至 > 12 个月，但最长不超过 30 个月。对于出血或有其他不耐受情况的患者，DAPT 的疗程可以缩短（< 12 个月）或更改方案（降级），具体根据患者缺血和出血风险、不良事件发生情况、合并症、联合用药和药物可获取性进行个体化评估。出血风险高危（PRECISDAPT ≥ 25 分或满足 ARC-HBR 标准）患者植入支架后可以考虑在术后 3 ~ 6 个月停用 P2Y12 受体抑制剂。出血风险极高危（近 1 个月内发生过出血或需要进行不能推迟的外科手术）患者可以考虑将阿司匹林联合氯吡格雷治疗缩短至 1 个月（图 3-1）。

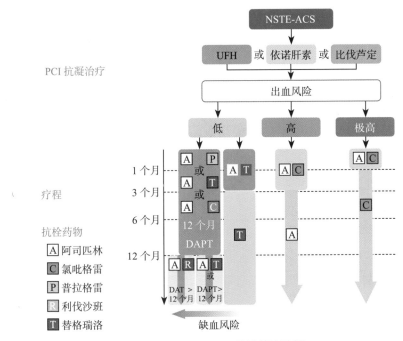

图 3-1　NSTE-ACS 抗栓策略选择

注：NSTE-ACS. 非 ST 段抬高型急性冠脉综合征；UFH. 普通肝素；DAT. 双重抗血栓治疗；DAPT. 双联抗血小板治疗。

　　延长双联抗栓治疗方案的选择包括抗血小板联合抗凝及 DAPT。PEGASUS-TIMI 54 研究证实了阿司匹林联合替格瑞洛在耐受 DAPT 治疗 1 年后患者中延长抗栓治疗的获益。值得注意的是，替格瑞洛 60mg，每日 2 次的耐受性优于 90mg，每日 2 次，而血栓事件并未增加，因此替格瑞洛 60mg，每日 2 次已经在多个国家批准应用。COMPASS 研究发现利伐沙班 2.5mg，每日 2 次联合阿司匹林 100mg，每日 1 次对比利伐沙班或阿司匹林单药可以降低复合缺血终点事件发生率、总体死亡率和心血管死亡率，而未增加致死性、颅内和重要器官出血风险，这种绝对获益在糖尿病、多血管病（冠心病 + 外周动脉疾病）等高危人群中更为明显。因此，糖尿病合并心血管疾病患者，如果没有主要或危及生命的出血事件可考虑阿司匹林（100mg，每日 1 次）联合极低剂量 Xa 因子抑制剂 [利伐沙班（2.5mg，每日 2 次）] 这一新型抗栓治疗策略。

（二）糖尿病合并慢性冠脉综合征患者抗栓方案选择

建议所有的慢性冠脉综合征（chronic coronary syndrome，CCS）患者若无禁忌，每日口服阿司匹林 75 ~ 100mg。若不耐受阿司匹林，可考虑氯吡格雷替代治疗。对于接受 PCI 治疗的 CCS 患者，阿司匹林联合氯吡格雷为首选治疗方案；氯吡格雷负荷剂量 300 ~ 600mg，维持剂量 75mg，每日 1 次；对于规律服用氯吡格雷 5 天以上的 CCS 患者，择期 PCI 术前可不服用氯吡格雷负荷量。对于择期 PCI 的特定高风险人群，如支架内血栓史、左主干支架置入、慢性完全性闭塞病变或分叉病变，可选择阿司匹林联合替格瑞洛。

建议置入药物洗脱支架后接受 6 个月 DAPT，根据出血、血栓风险调整药物方案、治疗时间。THEMI 研究发现，替格瑞洛联合阿司匹林在无心肌梗死和脑卒中史的冠心病合并 2 型糖尿病患者中，可降低主要不良心血管事件发生风险，优于单独服用阿司匹林。亚组分析发现在既往有 PCI 史的稳定型冠心病合并糖尿病的患者中，临床净获益差异有统计学意义（不良事件发生率 8.2% VS 9.7%，*HR* 0.85，95%*CI*：0.75 ~ 0.95，*P* = 0.005）。基于 THEMIS-PCI 研究的结果，对于无高出血风险或脑卒中病史，接受过 PCI 的冠心病合并 2 型糖尿病患者，也可考虑阿司匹林联合替格瑞洛 90/60mg，每日 2 次，长期治疗。不管是阿司匹林联合氯吡格雷，还是阿司匹林联合替格瑞洛方案，延长时间均不超过 30 个月。对于出血风险较高 [如 PRECISE-DAPT ≥ 25 分或符合高出血风险学术研究联合会（ARC-HBR）定义] 的 CCS 患者，可缩短 DAPT 为 3 个月（图 3-2）。

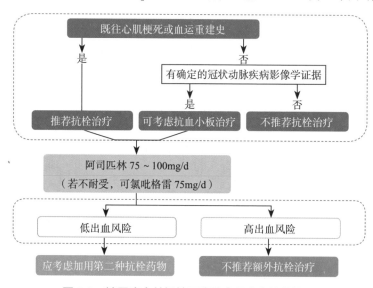

图 3-2 糖尿病合并慢性冠脉综合征患者抗栓流程

（三）糖尿病合并冠心病患者同时合并非瓣膜性房颤时抗栓方案选择

对于糖尿病合并冠心病患者同时合并非瓣膜性房颤的患者，推荐首先使用 CHA_2DS_2-VASc 评分及 HAS-BLED 进行血栓、出血风险评估，决定是否启动抗凝治疗。对于 CHA_2DS_2-VASc 评分 ≥ 2 分（男性）/3 分（女性）的患者推荐进行长期抗凝治疗；对于依从性较好、CHA_2DS_2-VASc 评分为 1 分（男性）/2 分（女性）的患者也可以进行抗凝治疗。如无禁忌，抗凝药物首选新型口服抗凝药，而非维生素 K 拮抗剂。

WOEST、RE-DUAL PCI 及 AUGUSTUS 等多项研究均表明，与传统三联抗栓治疗相比，双联抗栓治疗降低了出血事件风险，且不增加缺血事件风险。因此，对于 ACS 和／或 PCI 术后合并房颤患者，三联抗栓治疗尽早启动，并在出院时尽早停用其中一个抗血小板药物（阿司匹林）。如果缺血事件高危，可将三联抗栓治疗时间适当延长，但不超过术后 1 个月。双联治疗方案中，抗血小板药物首选 P2Y12 受体拮抗剂，而非阿司匹林。P2Y12 受体拮抗剂首选氯吡格雷，对于高缺血和低出血风险患者可考虑替格瑞洛，避免使用普拉格雷。对于高缺血／低出血风险患者，建议双联治疗至术后 1 年；对于低缺血／高出血风险患者，建议双联治疗至术后 6 个月。停用抗血小板治疗药物后，应继续给予脑卒中预防剂量的口服抗凝药物（oral anticoagulants，OAC）。

AFIRE 研究发现，对于稳定型冠心病患者，利伐沙班单药（肌酐清除率 ≥ 50ml/min 者，15mg/d；肌酐清除率 15～49ml/min 者，10mg/d）对比利伐沙班联合 1 种抗血小板药物，心血管事件或全因死亡复合终点并未增加，而大出血发生率则低于联合治疗组。尽管上述研究表明抗凝单药组抗栓效果不劣于双药组，但是考虑到糖尿病患者为血栓高风险人群，若无出血高风险，仍建议在长期 OAC（如利伐沙班）基础上加用阿司匹林 75～100mg/d（或氯吡格雷 75mg/d）。

三、抗栓过程中出血风险管理及处理原则

抗栓治疗过程中如果发生出血不良事件，须根据出血量、活动度，综合评估冠心病缺血风险，调整抗栓方案（图 3-3）。

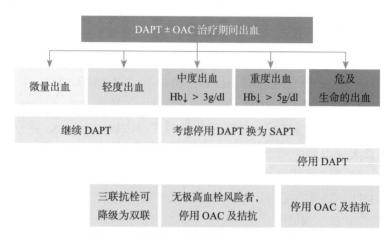

图 3-3　服用抗栓药物时出血的应对方案

注：DAPT. 双联抗血小板治疗；OAC. 口服抗凝药物；Hb. 血红蛋白；SAPT. 单药抗血小板治疗。

　　为了降低抗栓药物引起的消化道不良反应，应规范使用抗栓药，并按流程进行风险评估和筛查，并预防性使用 PPI（图 3-4）。

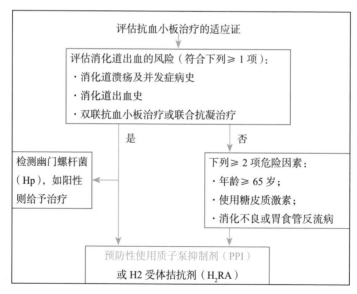

图 3-4　抗血小板治疗适应证评估流程

　　一项荟萃分析表明，PPI 对上消化道出血具有保护作用，*OR* 值 0.20。

因此，对于消化道出血高危患者建议抗栓治疗时联合使用 PPI，但应充分考虑不同 PPI 对抗血小板药物作用的影响。氯吡格雷是前体药物，经 CYP2C19 酶代谢，故 PPI 在与氯吡格雷连用时，应尽量选择相互作用较弱的药物，如雷贝拉唑或泮托拉唑。阿司匹林在体内主要经肾代谢，故与 PPI 联用时不会对阿司匹林的代谢和疗效造成影响。

（朱 平 李小鹰）

参考文献

[1] SEIDU S, KUNUTSOR S K, SESSO H D, et al. Aspirin has potential benefits for primary prevention of cardiovascular outcomes in diabetes: updated literature-based and individual participant data meta-analyses of randomized controlled trials[J]. Cardiovasc Diabetol, 2019, 18(1): 70.

[2] ASCEND Study Collaborative Group, BOWMAN L, MAFHAM M, et al. Effects of Aspirin for Primary Prevention in Persons with Diabetes Mellitus[J]. The New England Journal of Medicine, 2018, 379(16): 1529-1539.

[3] COLLET JP, THIELE H, BARBATO E, et al. ESC Scientific Document Group. 2020 ESC Guidelines for the management of acute coronary syndromes in patients presenting without persistent ST-segment elevation[J]. European Heart Journal, 2021, 42(14): 1289-1367.

[4] American Diabetes Association. Cardiovascular Disease and Risk Management: Standards of Medical Care in Diabetes-2020[J]. Diabetes Care, 2020, 43(Suppl 1): S111-S134.

[5] AJJAN R A , KIETSIRIROJE N , BADIMON L , et al. Antithrombotic therapy in diabetes: which, when, and for how long [J]. European Heart Journal, 2021, 42(23): 2235-2259.

[6] BHATT D L, STEG P G, MEHTA S R, et al. THEMIS Steering Committee and Investigators. Ticagrelor in patients with diabetes

and stable coronary artery disease with a history of previous percutaneous coronary intervention (THEMIS-PCI): a phase 3, placebo-controlled, randomised trial[J]. Lancet，2019，394(10204): 1169-1180.

[7] 中华医学会心血管病学分会，中华心血管病杂志编辑委员会．冠心病合并心房颤动患者抗栓管理中国专家共识 [J]. 中华心血管病杂志，2020，48(7): 552-564.

[8] 马青变，郑亚安，朱继红，等．中国急性血栓性疾病抗栓治疗共识 [J]. 中国急救医学，2019，39(6): 31.

第四章

糖尿病领域
心血管结局
临床试验

第一节
背景

　　既往糖尿病治疗主要关注强化降糖对糖尿病患者的益处。2007年一项荟萃分析的结果显示，罗格列酮使心肌梗死风险增加，研究者们开始关注降糖药物的心血管安全性。2008年，美国FDA颁布了《2型糖尿病治疗药物心血管疾病风险评估指南》，要求在2型糖尿病新药上市前充分评估其心血管安全性，以确保新药不会导致心血管疾病风险显著增加。具体要求包括：①在新药研究计划阶段，预先成立独立的事件委员会，对所有II/III期研究中发生的心血管事件（cardiovascular event，CVE）进行盲法裁定。并比较治疗组和对照组MACE（包括心血管死亡、非致死性心肌梗死和非致死性脑卒中）的差异。为获得足够的心血管终点事件以便进行风险评估，研究通常须纳入心血管高危患者，并且长期随访（至少2年）。②完成临床研究后，提交新药申请（new drug application，NDA）或生物制品许可申请（biologics license application，BLA）前，须对所有已完成的II/III期研究进行荟萃分析，比较治疗组和对照组间的主要CVE发生率，要求 HR 的95%置信区间（confidence interval，CI）上限值 < 1.8，否则应额外进行大规模安全性研究，证实95%CI上限值 < 1.8后才能提交申请。如果95%CI上限介于1.3 ~ 1.8且总体风险 - 获益支持批准，须上市后进一步开展评价心血管结局临床试验（cardiovascular outcomes trials，CVOT），以证实95%CI的上限值 < 1.3。如果95%CI的上限值 < 1.3且总体风险 - 获益支持批准，通常不需要进行上市后的CVOT。

　　2008年后上市的降糖药物均开展了心血管安全性的研究，以证实药物的心血管安全性。

（顾　楠　郭晓蕙）

参考文献

[1] NISSEN S E, WOLSKI K. Effect of rosiglitazone on the risk of myocardial infarction and death from cardiovascular causes[J]. The New England Journal of Medicine，2007，356(24): 2457-2471.

[2] U.S. Food and Drug Administration. Guidance for industry: diabetes mellitus-evaluating cardiovascular risk in new antidiabetic therapies to treat type 2 diabetes[R/OL]. [2022-07-10]. https://www.regulations.gov/document/FDA-2008-D-0118-0028.

第二节
新型降糖药物的心血管结局临床试验主要结果

一、GLP-1RA 药物的 CVOT 主要结果

GLP-1RA 通过激活 GLP-1 受体而发挥降糖作用，具体方式是以葡萄糖浓度依赖的方式刺激胰岛素分泌和抑制胰高糖素分泌，同时增加肌肉和脂肪组织摄取葡萄糖，抑制肝脏中葡萄糖的生成。此外，GLP-1RA 可抑制胃排空，从而抑制食欲。我国上市的 GLP-1RA 依据药代动力学分为短效 GLP-1RA（贝那鲁肽、艾塞那肽、利司那肽）和长效 GLP-1RA（利拉鲁肽、艾塞那肽周制剂、度拉糖肽、洛塞那肽和司美格鲁肽）。GLP-1RA 可有效降低血糖，能部分恢复胰岛 β 细胞的功能，降低体重，改善血脂谱及降低血压。GLP-1RA 可单独使用或与其他降糖药物联合使用。

一项纳入 7 项大型临床研究 56 004 例患者的荟萃分析显示，GLP-1RA 与安慰剂或对照药相比，可使 3P-MACE 风险降低 12%，心血管死亡风险降低 12%，致死性和非致死性脑卒中风险降低 16%，致死性或非致死性心肌梗死风险降低 9%，全因死亡风险降低 12%，因心力衰竭住院风险降低 9%，肾脏复合终点（新发大量蛋白尿、肾小球滤过率下降 30%、进展至终末期肾病或肾脏疾病导致死亡）风险降低 17%，同时并未观察到严重低血糖、胰腺癌及胰腺炎的风险有统计学意义上的增加。

目前已发表的 GLP-1RA 的 CVOT 研究包括：利司那肽 ELIXA 研究、利拉鲁肽 LEADER 研究、艾塞那肽 EXSCEL 研究、司美格鲁肽 SUSTAIN6 研究、阿必鲁肽的 HARMONY 研究、度拉糖肽 REWIND 研究和口服司美格鲁肽的 PIONEER6 研究。各项研究入选人群及主要结果见表 4-1。利拉鲁肽和阿必鲁肽入选的都是心血管疾病患者，其他几项研究同时入选了心血管疾病患者和心血管疾病高危人群。司美格鲁肽的 CVOT 主要目的是证明安全性，仅进行了非劣效分析；REWIND 的 CVOT 为优效分析，其他 5 项研究均采用了证明安全性、探索优效的研究设计。因设计不同，研究和数据分析

的方法不同，因此得出了不同的研究结果。ELIXA、EXSCEL 和 PIONEER-6 研究证实了 GLP-1RA 类药物长期的心血管安全性。LEADER、HARMONY 和 REWIND 研究证实了心血管安全和心血管获益。LEADER 和 HARMONY 研究在证明 GLP-1RA 不比标准治疗差后，又进一步证明了 GLP-1RA 优效于标准治疗。REWIND 研究直接证明了药物的心血管获益。基于司美格肽、阿必鲁肽、利拉鲁肽和度拉糖肽心血管获益的证据，美国 FDA 批准了新适应证：司美格肽、利拉鲁肽可用于预防成人 2 型糖尿病合并确诊心血管疾病患者再发生主要心血管事件；度拉糖肽可用于治疗已确诊心血管疾病或合并多种心血管危险因素的成人 2 型糖尿病患者预防 MACE。

表 4-1　GLP-1RA CVOT 研究主要终点结果汇总

研究名称	研究药物	对照药物	样本量/人	已患心血管疾病患者比例/%	主要结局	研究设计	中位随访时间/年	主要终点 HR(95% CI) P值	心血管死亡风险 HR(95% CI) P值	全因死亡风险 HR(95% CI) P值	非致死性心梗 HR(95% CI) P值	非致死性卒中 HR(95% CI) P值
ELIXA	利司那肽	安慰剂	6 068	100	4P-MACE	非劣效	2.1	1.02 (0.89, 1.17) 0.81	0.98 (0.78, 1.22) 0.85	0.94 (0.78, 1.13) 0.5	1.03 (0.87, 1.22) -	1.12 (0.79, 1.58) -
LEADER	利拉鲁肽	安慰剂	9 340	81	3P-MACE	非劣效	3.8	0.87 (0.78, 0.97) 优效性 P = 0.01	0.78 (0.66, 0.93) 0.007	0.85 (0.74, 0.97) 0.02	0.88 (0.75, 1.03) 0.11	0.89 (0.72, 1.11) 0.3
EXSCEL	艾塞那肽周制剂	安慰剂	14 752	73	3P-MACE	非劣效	3.2	0.91 (0.83, 1.00) 非劣效 P < 0.001	0.88 (0.76, 1.02) 0.096	0.86 (0.77, 0.97) 0.016	0.95 (0.84, 1.09) -	0.86 (0.70, 1.07) -
REWIND	度拉糖肽	安慰剂	9 901	31	3P-MACE	优效	5.4	0.88 (0.79, 0.99) 优效 P = 0.026	0.91 (0.78, 1.06) 0.21	0.90 (0.80, 1.01) 0.067	0.96 (0.79, 1.16) -	0.76 (0.61, 0.95) 0.017

续表

研究名称	研究药物	对照药物	样本量/人	已患心血管疾病患者比例/%	主要结局	研究设计	中位随访时间/年	主要终点 HR（95%CI）	主要终点 P值	心血管死亡风险 HR（95%CI）	心血管死亡风险 P值	全因死亡风险 HR（95%CI）	全因死亡风险 P值	非致死性心梗 HR（95%CI）	非致死性心梗 P值	非致死性卒中 HR（95%CI）	非致死性卒中 P值
SUSTAIN-6	司美格鲁肽周制剂	安慰剂	3 297	83	3P-MACE	非劣效	2.1	0.74（0.58，0.95）	优效性 P=0.02	0.98（0.65，1.48）	0.92	1.05（0.74，1.5）	0.79	0.74（0.51，1.08）	0.12	0.61（0.38，0.99）	0.04
HARMONY	阿必鲁肽	安慰剂	9 463	100	3P-MACE	非劣效	1.6	0.78（0.68，0.90）	优效性 P=0.006	0.93（0.73，1.19）	0.578	0.95（0.76，1.16）	0.644	0.75（0.61，0.90）	0.003	0.86（0.66，1.14）	0.3
PIONEER-6	司美格鲁肽（口服）	安慰剂	3 183	84.6	3P-MACE	非劣效	1.3	0.79（0.57，1.11）	非劣效 P<0.001	0.49（0.27，0.92）	-	0.51（0.31，0.84）	-	1.18（0.73，1.90）	-	0.74（0.35，1.57）	-

注：3P-MACE.心血管死亡、非致死性心肌梗死和非致死性卒中的复合终点；4P-MACE.心血管死亡、非致死性心肌梗死和非致死性卒中或心绞痛的复合终点。

GLP-1RA 的禁忌证包括甲状腺髓样癌病史和多发性内分泌腺瘤病 2 型。最常见的不良反应为胃肠道不适，包括恶心、呕吐、腹泻、腹痛等。大多数胃肠道反应均为轻至中度，呈一过性。胃肠道不良反应呈剂量依赖性，因此 GLP-1RA 可从小剂量起始，逐渐加量。但对已患严重胃肠道疾病者不推荐使用。GLP-1RA 单独使用时极少发生低血糖，但与胰岛素促泌剂或胰岛素联用时低血糖风险增加。不推荐有胰腺炎病史或高风险患者使用 GLP-1RA。合并肝肾功能不全时，GLP-1RA 应减量（详见表 4-2）。

表 4-2 SGLT2i 及 GLP-1RA 药物汇总表

通用名	每片（支）剂量	单次剂量范围	使用时间	肝功能不全应用		肾功能不全应用			常见不良反应	需关注事件	用药监测
				Child-Pugh A、B级	Child-Pugh C级	轻度 [eGFR >60ml/(min·1.73m²)]	中度 [eGFR 30~59ml/(min·1.73m²)]	重度 [eGFR <30ml/(min·1.73m²)]	胃肠道不良反应、低血糖（单用时罕见）	急性胰腺炎、急性胆囊疾病、甲状腺C细胞肿瘤风险（人类风险不清楚）、心率增加	肾功能
艾塞那肽	0.3mg、0.6mg	0.005~0.010mg	早、晚餐前半小时内	未知	未知	√	√	不推荐			
利司那肽	0.15mg、0.30mg	0.01~0.02mg	每日1次，任一餐前1小时内	√	√	√	√	不推荐			
贝那鲁肽	4.2mg	0.1~0.2mg	每次三餐前5分钟注射	未知	未知	√	未知	未知			
利拉鲁肽	18mg	0.6~1.8mg	每日1次，任意时间	√	×	√	√	√（<15不推荐）			
艾塞那肽周制剂	2mg	2mg	每周1次，任意时间	未知	未知	√	慎用	不推荐			

续表

通用名	每片（支）剂量	单次剂量范围	使用时间	肝功能不全应用		肾功能不全应用			常见不良反应	需关注事件	用药监测
				Child-Pugh A、B级	Child-Pugh C级	轻度 [eGFR >60ml/(min·1.73m²)]	中度 [eGFR 30~59ml/(min·1.73m²)]	重度 [eGFR <30ml/(min·1.73m²)]			
度拉糖肽	0.75mg、1.50mg	0.75~1.50mg	每周1次，任意时间	√	√	√	√	√（<15不推荐）			
洛塞那肽	0.1mg、0.2mg	0.1~0.2mg	每周1次，任意时间	未知	未知	√	减量	不推荐			
司美格鲁肽	0.5mg、1.0mg	0.25~1.0mg	每周1次，任意时间	√	经验有限	√	√	√（<15不推荐）			
达格列净	10mg	10mg	每日1次，晨服	√	慎用	无须调整剂量	30~45不建议应用	禁用	泌尿生殖器感染、低血糖（单用时罕见）	酮症酸中毒、血容量不足、急性肾损伤、肾盂肾炎、坏死性筋膜炎	尿糖应呈阳性；定期监测肾功能、酮体、尿中白细胞
恩格列净	10mg	10~25mg	每日1次，晨服	√	经验有限	无须调整剂量	<45不建议应用	禁用			
卡格列净	100/300mg	100~300mg	每日1次，晨服	√	不推荐	无须调整剂量	45~60时剂量不能超过100mg/d；<45不建议应用	禁用			

二、SGLT2i 药物的 CVOT 主要结果

SGLT2i 可抑制肾脏对葡萄糖的重吸收，降低肾糖阈，从而促进尿糖的排出。SGLT2i 单药治疗能降低 HbA1c 0.5% ~ 1.2%，在二甲双胍基础上联合治疗可降低 HbA1c 0.4% ~ 0.8%。SGLT2i 有一定的减轻体重和降压作用，可使体重下降 0.6 ~ 3.0kg。

目前已上市的 SGLT2i 药物有四种：达格列净、恩格列净、卡格列净和艾托格列净。已公布四项 SGLT2i 的 CVOT 研究结果，包括恩格列净 EMPA-OUTCOME 研究、卡格列净 CANVAS 研究、达格列净 DECLARE-TIMI58 和艾托格列净 VERTIS CV 研究。一级终点均为 3P-MACE（心血管死亡、非致死性心肌梗死和非致死性脑卒中的复合终点）。DECLARE-TIMI58 研究有 2 个一级终点，除了 3P-MACE，还包括心血管死亡和因心力衰竭住院的复合终点。四项 CVOT 研究的入选人群并不相同，恩格列净和艾托格列净入选的是心血管疾病患者，CANVAS 和 DECLARE-TIMI5 入选了心血管疾病患者和心血管疾病高危人群。四种 SGLT2i 均可降低因心力衰竭住院的风险；恩格列净、卡格列净、达格列净可减少肾脏复合终点的风险；恩格列净可降低 3P-MACE、心血管死亡及全因死亡的发生风险；卡格列净可降低 3P-MACE 风险（表 4-3）。

表 4-3　SGLT2i CVOT 研究汇总

研究名称	EMPA-REG OUTCOME	CANVAS Program*	DECLARE-TIMI 58	VERTIS CV
研究药物	恩格列净	卡格列净	达格列净	艾托格列净
对照组	安慰剂	安慰剂	安慰剂	安慰剂
患者数量 / 人	7 020	10 142‡	17 160	8 246
患者情况	2 型糖尿病 + 心血管疾病	2 型糖尿病 + 心血管疾病或 ≥ 2 种心血管疾病风险因素	2 型糖尿病 + ASCVD 或多种心血管疾病风险因素	2 型糖尿病 + 心血管疾病
已患心血管疾病患者比例 /%	100	65.6	40.7	100
心血管高危患者比例 /%	0	34.4	59.3	0

续表

研究名称		EMPA-REG OUTCOME	CANVAS Program*	DECLARE-TIMI 58	VERTIS CV
主要结局（一级终点）		3P-MACE	3P-MACE	3P-MACE，心血管死亡 + 心力衰竭住院	3P-MACE
关键次要结局（二级终点）		4P-MACE、心血管死亡、全因死亡、心力衰竭住院、心力衰竭住院 + 心血管死亡	全因死亡、心血管死亡、白蛋白尿进展、心血管死亡 + 心力衰竭住院	eGFR 降低 ≥ 40%，至 < 60ml/（min·1.73m^2）+ ESKD + 肾脏或心血管死亡、全因死亡	心血管死亡 + 心力衰竭住院、心血管死亡、肾脏死亡 + 透析 / 移植 + 血清肌酐水平加倍
中位随访时间 / 年		3.1	2.4§	4.2	3.5**
3P-MACE	HR（95% CI）	0.86（0.74, 0.99）	0.86（0.75, 0.97）	0.93（0.84, 1.03）	0.97（0.85, 1.11）
	P 值	0.04	0.02	0.17	NS
心血管死亡风险	HR（95% CI）	0.62（0.49, 0.77）	0.87（0.72, 1.06）	0.98（0.82, 1.17）	0.92（0.77, 1.11）
	P 值	< 0.001	NS	NS	0.39
全因死亡风险	HR（95% CI）	0.68（0.57, 0.82）	0.87（0.74, 1.01）	0.93（0.82, 1.04）	无数据
	P 值	< 0.001	NS	NS	
因心力衰竭住院风险	HR（95% CI）	0.650（0.500, 0.845）	0.670（0.520, 0.863）	0.730（0.610, 0.874）	0.70（0.54, 0.90）
	P 值	0.001	0.002	0.001	0.006
肾脏复合终点	HR（95% CI）	0.54（0.40, 0.75）	0.60（0.47, 0.77）	0.53（0.43, 0.66）	0.81（0.63, 1.04）
	P 值	< 0.001	< 0.001	< 0.001	0.08

注：3P-MACE. 心血管死亡、非致死性心肌梗死和非致死性卒中的复合终点；* CANVAS Program 的数据基于 CANVAS 和 CANVAS-R 的汇总数据；‡4 330 例 CANVAS 患者和 5812 例 CANVAS-R2 患者；§ 在 CANVAS 中为 5.7 年，在 CANVAS-R2 中为 2.1 年；** 平均随访时间。

SGLT2i 不增加低血糖风险，但与胰岛素或胰岛素促泌剂联用时低血糖风险可能增加。SGLT2i 可轻度增加泌尿生殖系统感染，以轻至中度感染为主。对半年内反复泌尿生殖感染者不推荐使用；使用时应注意个人外阴部卫生，适量增加饮水；开始使用的第 1 个月，应特别关注泌尿及生殖系统感染症状和体征，如果发生感染且需抗感染治疗应暂停 SGLT2i，待感染治愈后，根据病情考虑是否继续使用。DKA 也是 SGLT2i 的不良反应，虽不常见但很严重。以下措施有助于预防 DKA：联合胰岛素治疗时，应避免随意停用胰岛素或过度降低剂量；急性应激状态（感染、创伤等）发生时应暂停 SGLT2i，应激状态解除后重新使用；减肥手术前低碳饮食时应停用 SGLT2i，术后重新评估能否使用；大型手术前 3 天停用 SGLT2i，待术后可以进食且恢复良好后可重新使用；有脱水风险时应停用；酗酒时应停用。建议开始 SGLT2i 治疗前常规检测肾功能，之后每年至少监测 1 次；如果肾功能逐渐下降并趋向于中重度肾功能不全，应每年监测 2 ~ 4 次，同时关注血容量降低相关的不良事件。

GLP-1RA 及 SGLT2i 药物汇总详见表 4-2。

（顾　楠　郭晓蕙）

参考文献

[1] KRISTENSEN S L, RØRTH R, JHUND P S, et al. Cardiovascular, mortality, and kidney outcomes with GLP-1 receptor agonists in patients with type 2 diabetes: a systematic review and meta-analysis of cardiovascular outcome trials[J]. Lancet Diabetes Endocrinol, 2019, 7(10): 776-785.

[2] PFEFFER M A, CLAGGETT B, DIAZ R, et al. Lixisenatide in Patients with Type 2 Diabetes and Acute Coronary Syndrome[J]. The New England Journal of Medicine, 2015, 373(23): 2247-2257.

[3] MARSO S P, DANIELS G H, BROWN-FRANDSEN K, et al. Liraglutide and Cardiovascular Outcomes in Type 2 Diabetes[J]. The New England Journal of Medicine, 2016, 375(4): 311-322.

[4] HOLMAN R R, BETHEL M A, MENTZ R J, et al. Effects of Once-Weekly Exenatide on Cardiovascular Outcomes in Type 2 Diabetes[J]. The New England Journal of Medicine，2017，377(13): 1228-1239.

[5] MARSO S P, BAIN S C, CONSOLI A, et al. Semaglutide and Cardiovascular Outcomes in Patients with Type 2 Diabetes[J]. The New England Journal of Medicine，2016，375(19): 1834-1844.

[6] HERNANDEZ A F, GREEN J B, JANMOHAMED S, et al. Albiglutide and cardiovascular outcomes in patients with type 2 diabetes and cardiovascular disease (Harmony Outcomes): a double-blind, randomised placebo-controlled trial[J]. Lancet，2018，392(10157): 1519-1529.

[7] GERSTEIN H C, COLHOUN H M, DAGENAIS G R, et al. Dulaglutide and cardiovascular outcomes in type 2 diabetes (REWIND): a double-blind, randomized placebo-controlled trial[J]. Lancet, 2019, 394(10193): 121-130.

[8] HUSAIN M, BIRKENFELD A L, DONSMARK M, et al. Oral Semaglutide and Cardiovascular Outcomes in Patients with Type 2 Diabetes[J]. The New England Journal of Medicine, 2019, 381(9): 841-851.

[9] 中华医学会内分泌学分会，中华医学会糖尿病学分会. 胰高糖素样肽 -1(GLP-1) 受体激动剂用于治疗 2 型糖尿病的临床专家共识 [J]. 中华内科杂志，2020，59(11):836-846.

[10] ZINMAN B, WANNER C, LACHIN JM, et al. Empagliflozin, Cardiovascular Outcomes, and Mortality in Type 2 Diabetes[J]. The New England Journal of Medicine，2015，373: 2117.

[11] NEAL B, PERKOVIC V, MAHAFFEY K W, et al. Canagliflozin and Cardiovascular and Renal Events in Type 2 Diabetes[J]. The New England Journal of Medicine，2017，377: 644.

[12] WIVIOTT S D, RAZ I, BONACA M P, et al. Dapagliflozin and

Cardiovascular Outcomes in Type 2 Diabetes[J]. The New England Journal of Medicine，2019，380: 347.

[13] CANNON C P，PRATLEY R, DAGOGO-JACK S,et al. Cardiovascular Outcomes with Ertugliflozin in Type 2 Diabetes[J]. The New England Journal of Medicine，2020，383(15): 1425-1435.

[14] 纪立农, 郭立新, 郭晓蕙, 等 . 钠 - 葡萄糖共转运蛋白 2(SGLT2) 抑制剂临床合理应用中国专家建议 [J]. 中国糖尿病杂志，2016，24(10): 865-870.

第三节
心血管结局临床试验结果对糖尿病管理的意义

一、糖尿病管理从"关注血糖"到"注重患者长期结局"

2007 年发表的荟萃分析显示罗格列酮增加糖尿病患者心力衰竭等心血管事件发生的风险，这一发现引起人们广泛的关注。自此，降糖药物的心血管安全性引起了人们的重视。美国 FDA 和欧盟药品管理局自 2008 年起先后出台 CVOT 相关指导原则，要求对所有新型降糖药物进行心血管安全性评估。一直以来，基于流行病学数据及临床实践，降糖药物的研发及选择都是以降低血糖为目标。20 世纪末，糖尿病控制与并发症研究和英国糖尿病前瞻性研究证实降糖治疗可以降低微血管并发症的风险，长期随访显示糖尿病患者血糖良好控制时心血管并发症及死亡风险也下降。这些研究确立了以"降低血糖"为中心的治疗策略。

然而，糖尿病患者心血管疾病危险因素控制研究、美国退伍军人糖尿病试验等研究均未发现单纯控制血糖可以降低心血管事件的发生风险，说明对于病程长且伴多种心血管危险因素的糖尿病患者而言，单纯降低血糖并不能预防心血管不良事件。为此，2012 年美国糖尿病学会（The American Diabetes Association，ADA）和欧洲糖尿病研究学会发表的联合声明指出，应以患者为中心制订个体化血糖控制方案。随后，降糖药物的心血管安全性评估使糖尿病治疗策略产生了巨大的转变。糖尿病管理的目标不仅是降低血糖，还应包括通过良好代谢控制预防慢性并发症、提高生活质量和延长寿命。20 年间糖尿病的治疗策略也发生了变化，由"控制血糖、强化降糖"为中心，到"根据患者特点的个体化治疗"，再到"以心血管和死亡结局为中心兼顾控制血糖"。这种糖尿病控制理念的转变使得来自 CVOT 的证据成为选择降糖药物重要的参考依据之一。

二、心血管结局的临床试验推动了指南的更新

2015 年发表的 EMPA-REG OUTCOME 研究显示恩格列净可以使全因死亡风险降低 32%，心血管死亡风险降低 38%。随后的 CANVAS 研究、LEADER 等 CVOT 研究证实了卡格列净、利拉鲁肽等新型降糖药物可以降低高危 2 型糖尿病患者心血管事件的风险。这些研究结果推动了临床指南的更新。2016 年加拿大糖尿病学会发布的《药物治疗 2 型糖尿病指南》明确指出，选择降糖药物时应优先考虑预防心血管事件。2016 年欧洲心脏病学会在《急性与慢性心力衰竭诊治指南》中对 EMPA-REG OUTCOME 研究结果给出了更为明确的推荐。我国 2017 版《2 型糖尿病合并动脉粥样硬化性心血管疾病患者降糖药物应用专家共识》提出降糖同时应关注对心血管结局的综合管理。对于 2 型糖尿病合并 ASCVD 患者，血糖管理的总原则：①兼顾降糖有效性和心血管安全性，优先考虑选择具有心血管保护证据的降糖药物；②除了保护心血管的非降糖药物，二甲双胍和具有心血管保护作用的降糖新药（SCGLT2i、GLP-1RA）应该成为糖尿病治疗方案的核心基本药物。2018 年美国心脏学会《降低 2 型糖尿病以及粥样硬化性心血管疾病患者心血管风险的新型治疗决策路径共识》指出，GLP-1RA/SLT2i 可作为 2 型糖尿病合并 ASCVD 患者的优选治疗。在以下时机应考虑启动该治疗：①合并 2 型糖尿病和动脉粥样硬化性心血管疾病的患者；②在确诊心血管疾病时 2 型糖尿病患者的治疗方案中未包含这几种药物；③已确诊心血管疾病的患者，新发现有 2 型糖尿病；④因心血管疾病或 2 型糖尿病相关临床事件住院的患者出院时。2019 年至 2021 年美国糖尿病学会《糖尿病诊疗标准》更新强调了新型降糖药物的应用地位。建议对心血管高危的 2 型糖尿病初治患者选用具有心血管保护证据的新型降糖药物。2 型糖尿病患者合并 ASCVD 或高危因素、肾脏疾病或心力衰竭时，无论 HbAlc 水平如何，推荐使用一种有明确心血管保护作用的 SGLT2i 或 GLP-1RA；当口服药物效果不佳时，对于注射剂的选择，GLP-1RA 优先于胰岛素。

三、扩大人群，探索心血管疾病一级预防的可能性

尽管糖尿病患者血糖控制持续改善，其心血管疾病负担仍高于非糖尿病人群。为改善糖尿病患者的心血管结局，针对心血管高风险人群和已合并心

血管疾病人群的管理都非常重要。糖尿病人群的心血管一级预防，应从降糖角度出发，兼顾心血管保护，药物研究和临床实践之路任重道远。大量研究显示，以生活方式干预和危险因素防控为核心的心血管疾病的一级预防可有效降低心血管疾病发病率和死亡风险。我国大庆糖尿病预防研究 30 年的长期随访结果提供了重要的证据，其结果显示生活方式干预组心血管死亡和全因死亡风险降低均有统计学意义（风险比分别为 HR 0.59，95%CI：0.36 ~ 0.96，P = 0.033；HR 0.71，95% CI：0.51 ~ 0.99，P = 0.049）。同时，生活方式干预使糖尿病前期人群 6 年内转变为糖尿病的风险降低，在其后 24 年间心脑血管事件风险降低 36%。加强心血管疾病的一级预防，可使糖尿病患者拥有更良好的长期生存质量。

（郭立新）

参考文献

[1] NISSEN S E, WOLSKI K. Effect of rosiglitazone on the risk of myocardial infarction and death from cardiovascular causes[J]. The New England Journal of Medicine，2007，356(24): 2457-2471.

[2] NATHAN D M, GENUTH S, LACHIN J, et al. The effect of intensive treatment of diabetes on the development and progression of long-term complications in insulin-dependent diabetes mellitus[J]. The New England Journal of Medicine，1993，329(14): 977-986.

[3] UK Prospective Diabetes Study (UKPDS) Group. Intensive blood-glucose control with sulphonylureas or insulin compared with conventional treatment and risk of complications in patients with type 2 diabetes (UKPDS 33)[J]. Lancet，1998，352(9131): 837-853.

[4] GERSTEIN H C, MILLER M E, BYINGTON R P, et al. Effects of intensive glucose lowering in type 2 diabetes[J]. The New England journal of medicine，2008，358(24): 2545-2559.

[5] PATEL A, MACMAHON S, CHALMERS J, et al. Intensive blood glucose control and vascular outcomes in patients with type 2

diabetes[J]. The New England journal of medicine，2008，358(24): 2560-2572.

[6] INZUCCHI S E, BERGENSTAL R M, BUSE J B, et al. Management of hyperglycemia in type 2 diabetes: a patient-centered approach: position statement of the American Diabetes Association (ADA) and the European Association for the Study of Diabetes (EASD)[J]. Diabetes care，2012，35(6):1364-1379.

[7] ZINMAN B, WANNER C, LACHIN JM, et al. Empagliflozin, Cardiovascular Outcomes, and Mortality in Type 2 Diabetes[J]. The New England journal of medicine，2015，373(22): 2117-2128.

[8] NEAL B, PERKOVIC V, MAHAFFEY K W, et al. Canagliflozin and Cardiovascular and Renal Events in Type 2 Diabetes[J]. The New England journal of medicine，2017，377(7): 644-657.

[9] MARSO S P, DANIELS G H, BROWN-FRANDSEN K, et al. Liraglutide and Cardiovascular Outcomes in Type 2 Diabetes[J]. The New England journal of medicine，2016，375(4): 311-322.

[10] Pharmacologic Management of Type 2 Diabetes: 2016 Interim Update[J]. Canadian Journal of Diabetes, 2016, 40(3): 193-195.

[11] PIEPOLI M F, HOES A W, AGEWALL S, et al. 2016 European Guidelines on cardiovascular disease prevention in clinical practice: The Sixth Joint Task Force of the European Society of Cardiology and Other Societies on Cardiovascular Disease Prevention in Clinical Practice (constituted by representatives of 10 societies and by invited experts)Developed with the special contribution of the European Association for Cardiovascular Prevention & Rehabilitation (EACPR)[J]. European heart journal，2016，37(29): 2315-2381.

[12] 洪天配, 母义明, 纪立农, 等 . 2 型糖尿病合并动脉粥样硬化性心血管疾病患者降糖药物应用专家共识 [J]. 中国介入心脏病学杂志 , 2017, 25(7): 361-371.

[13] DAS S R, EVERETT B M, BIRTCHER K K, et al. 2018 ACC

Expert Consensus Decision Pathway on Novel Therapies for Cardiovascular Risk Reduction in Patients with Type 2 Diabetes and Atherosclerotic Cardiovascular Disease: A Report of the American College of Cardiology Task Force on Expert Consensus Decision Pathways[J]. Journal of the American College of Cardiology, 2018, 72(24): 3200-3223.

第四节
糖尿病合并心血管疾病风险相关
指南的更新

对 2 型糖尿病合并心血管疾病或心血管危险因素患者的管理一直是糖尿病治疗领域关注的焦点。随着相关临床研究证据的积累，人们对糖尿病及心血管并发症的认知和管理方法相应变化。这种变化于国内外糖尿病及心血管领域诊疗指南的更新中可见一斑，越来越体现出从以"降糖"为中心到以"结局"为中心的观念变革。

一、注重个体化血糖控制

随着人们对强化降糖与心血管疾病风险的重新认识，各大指南均提出了"以患者为中心"的个体化治疗。目前国内外指南均推荐，对于合并心血管疾病的 2 型糖尿病患者应采取相对宽松的 HbA1c 目标。一项大型队列研究显示，葡萄糖目标范围内时间（time in range，TIR）与心血管死亡和全因死亡相关，2020 年美国糖尿病协会指南和 2020 年中华医学会糖尿病学分会指南已将 TIR 纳入血糖管理指标，以改善患者的心血管结局。

二、多重危险因素综合管理

研究显示，综合管理糖尿病多重危险因素可以预防或延缓心血管疾病的发生和进展，降低心血管死亡及全因死亡风险，改善患者预后。这些循证医学证据也将糖尿病治疗带入了综合管理时代。2010 年中华医学会糖尿病学分会指南就已提出，对 2 型糖尿病科学、合理的治疗策略应包括降糖、降压、调脂、抗血小板、控制体重和改善生活方式等综合治疗措施。2020 年最新版中华医学会糖尿病学分会指南更是为"心血管疾病及危险因素管理"单独设立章节，将综合控制的目标进行了进一步细化，更加强调了多重心血管危险因素的管理。糖尿病患者合并心血管疾病风险管理流程图详见图 4-1。

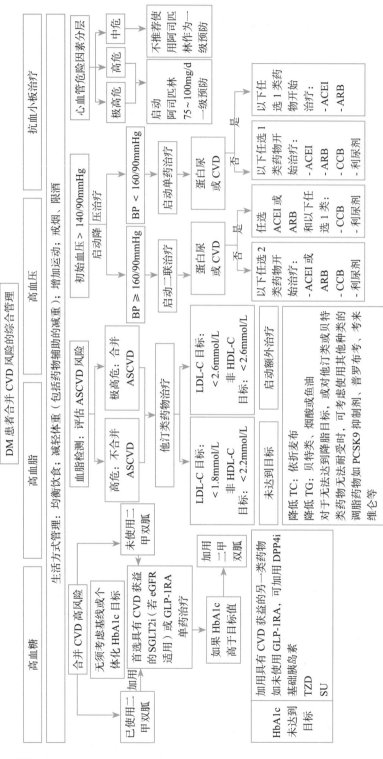

图 4-1 糖尿病患者合并心血管疾病风险的综合管理

注：DM. 糖尿病；CVD. 心血管疾病；ASCVD. 动脉粥样硬化性心血管疾病；HbA1c. 糖化血红蛋白；SGLT2i. 钠-葡萄糖耦联转运体 2 抑制剂；eGFR. 肾小球滤过率估计值；GLP-1RA. 胰高血糖素样肽-1 受体激动剂；BP. 血压；DPP4i. 二肽基肽酶 4 抑制剂；TZD. 噻唑烷二酮；SU. 氨苯磺胺；TC. 总胆固醇；TG. 甘油三酯；ACEI. 血管紧张素转换酶抑制剂；ARB. 血管紧张素 II 受体阻滞剂；CCB. 二氢吡啶类钙通道阻滞剂。

三、降糖治疗更关注心血管结局

近年来有关 SGLT2i 和 GLP-1RA 的一系列 CVOT 的结果极大影响了糖尿病的治疗策略和指南更新，开创糖尿病患者心肾保护新时代，体现了"以心血管结局为导向"的药物治疗策略。

2019 年欧洲心脏病学学会与欧洲糖尿病研究协会发布的《糖尿病、糖尿病前期与心血管疾病指南》延续了"关注结局"的治疗理念且更进一步，推荐首先应评估糖尿病患者的心血管疾病风险，并据此选择降糖药物。对于合并 ASCVD 或属于心血管高危 / 极高危的患者，无论 HbA1c 水平是否达标，均应首选 SGLT2i 或 GLP-1RA，其他患者仍应首选二甲双胍。

ADA 指南自 2019 年起在降糖药物治疗方面已经体现以心肾结局事件为导向，2021 年 ADA 指南继续延续了"以患者为中心、心血管疾病风险评估为先"的理念，指出对于已确诊 ASCVD 或伴有 ASCVD 高危因素、已确诊肾脏疾病或心力衰竭的 2 型糖尿病患者，无论 HbA1c 水平如何，均建议在降糖治疗方案中包含一种有明确心血管保护作用的 SGLT2i 或 GLP-1RA。对确诊 ASCVD、多重 ASCVD 危险因素或 CKD 的 2 型糖尿病患者，推荐使用 SGLT2i 以减少主要心血管事件和 / 或心力衰竭住院风险；对确诊 ASCVD 或多重 ASCVD 危险因素的 2 型糖尿病患者，推荐经证实具有心血管获益的 GLP-1RA 以降低主要心血管不良事件风险。

《中国 2 型糖尿病防治指南（2020 年版）》及《中国成人 2 型糖尿病合并心肾疾病患者降糖药物临床应用专家共识》体现了关于 GLP-1RA 和 SGLT2i 的大型 CVOT 结果，生活方式干预和二甲双胍的一线治疗地位并未改变；在二线治疗药物推荐方面，对合并 ASCVD 或心血管高危的 2 型糖尿病患者，不论其 HbA1c 是否达标，只要没有禁忌证都应在二甲双胍的基础上加用具有心血管保护作用的 GLP-1RA 或 SGLT2i；合并 CKD 或心力衰竭的 2 型糖尿病患者，不论其 HbA1c 是否达标，只要没有禁忌证都应在二甲双胍的基础上加用 SGLT2i；合并 CKD 的 2 型糖尿病患者，如果不能使用 SGLT2i 可考虑选用 GLP-1RA。

新型降糖药物心血管保护作用的证据不断增多，也越来越引起心血管领域的重视。2019 年美国心脏病学会和美国心脏协会联合发布的心血管疾病一级预防指南提出，2 型糖尿病合并心血管疾病危险因素者考虑应用 SGLT2i 改善血糖控制和降低心血管疾病风险，提醒我们要将患者作为一个整体综合考量，而不只是关注患者的某一个疾病。

从糖尿病领域重要指南的变迁可以看出，我们对临床问题和新型降糖药物的探索，一步步促进了糖尿病治疗理念的变革，从单纯的"控制血糖"转为"以结局为导向"的治疗策略深入人心。而 SGLT2i 及部分 GLP-1RA 也因其明确的心血管或肾脏保护作用在各大指南中占据越来越重要的位置。目前，多项以心血管事件为主要终点的临床试验正在进行中，未来将为指南更新提供更丰富的证据。

（朱大龙　于　淼）

参考文献

[1] 曲伸. 从指南更新看 2 型糖尿病管理理念的变迁 [J]. 中华内分泌代谢杂志，2020，8(36): 723-726.

[2] AMERICAN DIABETES A. 6. Glycemic Targets: Standards of Medical Care in Diabetes-2020 [J]. Diabetes Care，2020，43(Suppl 1): S66-S76.

[3] 中华医学会糖尿病学分会. 中国 2 型糖尿病防治指南（2020 年版）[J]. 中华糖尿病杂志，2021,4(13): 315-409.

[4] 中华医学会糖尿病学分会. 中国 2 型糖尿病防治指南(2010 年版) [J]. 中国医学前沿杂志（电子版），2011,6(3): 54-109.

[5] COSENTINO F, GRANT P J, ABOYANS V, et al. 2019 ESC Guidelines on diabetes, pre-diabetes, and cardiovascular diseases developed in collaboration with the EASD [J]. European Heart Journal，2020，41(2): 255-323.

[6] ASSOCIATION A D. 10. Cardiovascular disease and risk management: Standards of Medical Care in Diabetes—2021 [J]. Diabetes Care, 2021, 44(Supplement 1): S125-S150.

[7] ASSOCIATION A D. 9. Pharmacologic approaches to glycemic treatment: Standards of Medical Care in Diabetes—2021 [J]. Diabetes Care, 2021, 44(Supplement 1): S111-S124.

[8] 中华医学会糖尿病学分会，中华医学会内分泌学分会. 中国成人

2 型糖尿病合并心肾疾病患者降糖药物临床应用专家共识 [J]. 中华内分泌代谢杂志 , 2020, 36(6): 458-468.

[9] ARNETT D K, BLUMENTHAL R S, ALBERT M A , et al. 2019 ACC/AHA Guideline on the Primary Prevention of Cardiovascular Disease: A Report of the American College of Cardiology/American Heart Association Task Force on Clinical Practice Guidelines [J]. Circulation, 2019, 140(11): e596-e646.

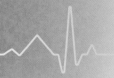

附录

缩略语

英文缩写	英文全称	中文全称
ABI	ankle brachial index	踝肱指数
ACEI	angiotensin converting enzyme inhibitors	血管紧张素转换酶抑制剂
ACS	acute coronary syndrome	急性冠脉综合征
AF	atrial fibrillation	心房颤动
ARB	angiotensin II receptor blockage	血管紧张素 II 受体拮抗剂
ARNI	angiotensin receptor neprilysin inhibitor	血管紧张素受体脑啡肽酶抑制剂
ASCVD	atherosclerotic cardiovascular disease	动脉粥样硬化性心血管疾病
BLA	biologics license application	生物制品许可申请
BMI	body mass index	身体质量指数
BNP	brain natriuretic peptide	脑利尿钠肽
CABG	coronary artery bypass grafting	冠状动脉旁路移植术
CAP	capsaicin	辣椒素
CCB	calcium channel blocker	二氢吡啶类钙通道阻滞剂
CCS	chronic coronary syndrome	慢性冠脉综合征
CDS	Chinese Diabetes Society	中华医学会糖尿病学分会
CGM	continuous glucose monitoring	持续葡萄糖监测
CI	confidence interval	置信区间
CKD	chronic kidney disease	慢性肾脏病
CMR	cardiac magnetic resonance	心脏核磁共振
CRT	cardiac resyn-chronization therapy	心脏再同步化治疗
CT	computed tomography	计算机体层成像
cTn	cardiac troponin	心脏肌钙蛋白
CVE	cardiovascular events	心血管事件

续表

英文缩写	英文全称	中文全称
CVOT	cardiovascular outcomes trials	心血管结局临床试验
DAPT	dual antiplatelet therapy	双联抗血小板治疗
DFU	diabetic foot ulcer	糖尿病足溃疡
DKA	diabetic ketoacidosis	糖尿病酮症酸中毒
DPN	diabetic peripheral neuropathy	糖尿病周围神经病变
DPP4i	dipeptidyl peptidase 4	二肽基肽酶 4 抑制剂
DSPN	distal symmetrical polyneuropathy	对称性多发性神经病变
eGFR	estimated glomerular filtration rate	估算肾小球滤过率
ESC/EASD	European Society of Cardiology/ European Association for the Study of Diabetes	欧洲心脏病学学会与欧洲糖尿病研究协会
FPG	fasting plasma glucose	空腹血浆葡萄糖
GA	glycosylated albumin	糖化白蛋白
GDM	gestational diabetes mellitus	妊娠期糖尿病
GLP-1	glucagon like peptide-1	胰高血糖素样肽 -1
GLP-1RA	glucagon like peptide-1 receptor agonist	胰高血糖素样肽 -1 受体激动剂
HbA1c	glycosylated hemoglobin	糖化血红蛋白
HDL-C	high density lipoprotein cholesterol	高密度脂蛋白胆固醇
HFmrEF	heart failure with mildly reduced ejection fraction	射血分数轻度降低的心力衰竭
HFpEF	heart failure with preserved ejection fraction	射血分数保留的心力衰竭
HFrEF	heart failure with reduced ejection fraction	射血分数降低的心力衰竭
HHS	hyperglycemic hyperosmolar state	高血糖高渗状态
HR	hazard ratio	风险比
ICD	implantable cardioverter defibrillator	植入型心律转复除颤器

英文缩写	英文全称	中文全称
IDF	International Diabetes Federation	国际糖尿病联盟
IFG	impaired fasting glucose	空腹血糖受损
IGT	impaired glucose tolerance	糖耐量受损
INR	international normalized ratio	国际标准化比值
LDL-C	low density lipoprotein cholesterol	低密度脂蛋白胆固醇
LEAD	lead lower extremity atherosclerotic lesions	下肢动脉粥样硬化性病变
LVEF	left ventricular ejection fraction	左心室射血分数
MACE	major adverse cardiovascular events	主要心血管不良事件
MRI	magnetic resonance imaging	磁共振成像
NDA	new drug application	新药申请
NOAC	new oral anticoagulant	新型口服抗凝药
NSTE-ACS	non-ST-segment elevation acute coronary syndrome	非 ST 段抬高型急性冠脉综合征
NT-proBNP	N-terminal pro-B type natriuretic peptide	N 端脑钠肽前体
NYHA	New York Heart Association	纽约心功能分级
OAC	oral anticoagulants	口服抗凝药物
OGTT	oral glucose tolerance test	口服葡萄糖耐量试验
PAD	peripheral arterial disease	周围动脉病变
PCI	percutaneous coronary intervention	经皮冠状动脉介入治疗
PPI	proton pump inhibitor	质子泵抑制剂
PWV	pulse wave velocity	脉搏波传导速度
RAAS	renin-angiotensin-aldosterone-system	肾素 - 血管紧张素 - 醛固酮系统
RASI	renin-angiotensin system inhibitors	肾素 - 血管紧张素系统抑制剂
SGLT2i	sodium-glucose linked transporter 2 inhibitor	钠 - 葡萄糖耦联转运体 2 抑制剂

英文缩写	英文全称	中文全称
SMBG	self-blood glucose monitoring	自我血糖监测
TC	total cholesterol	总胆固醇
TG	triglyceride	甘油三酯
TIA	transient ischemic attack	短暂性脑缺血发作
TIR	time in range	葡萄糖目标范围内时间
UACR	urinary albumin-to-creatinine ratio	尿白蛋白 / 肌酐比值